MOBBING

AM ARBEITSPLATZ

Hedwig Maria Lutz

Hedwig Maria Lutz

MOBBING

AM ARBEITSPLATZ

Die Waffe der Unfähigen

©2015 Hedwig Maria Lutz
Herstellung und Verlag:
BoD - Books on Demand, Norderstedt
ISBN 9783 73921 3651

Wer die Wahrheit sagt,
braucht ein schnelles Pferd.

Chinesisches Sprichwort

INHALT

1 Phänomen der Moderne

Seit Mobbing so heißt wie wir es heute nennen, das ist erst rund fünfzig Jahre, wird in Fachkreisen eifrig über dieses heikle Thema recherchiert. Das ist auch gut so. Eine respektable Vielzahl an Untersuchungen, Umfragen und Reportagen liegen, von namhaften Wissenschaftlern in Langzeitstudien erstellt, auf dem Tisch.

Es wurden hochinteressante Informationen und Erkenntnisse über dieses Phänomen gesammelt. Warum, wieso, wer, wie und wie lange gemobbt wird wurde in endlosen Exeltabellen sauber ausgewertet. Welche Berufsgruppen am meisten, welche Personen am wenigsten betroffen sind. Warum überhaupt gemobbt wird und wo man es findet.

Auch wenn ich meinen tiefen geistigen Diener vor diesen Arbeiten mache, halte ich persönlich diese Zahlenreihen für wenig emotional.

~~~~~~

Mobbing leitet sich vom englischen "MOB" ab
und bedeutet so viel wie
"zusammengerotteter Pöbelhaufen"

~~~~~~

Mobbing ist ein seelisches Verbrechen an Mitmenschen, an Kollegen an Jedermann den man nicht leiden kann. Alle Hochachtung für die gesammelten Daten, die zweifelsohne für eine Bekämpfung dieses Phänomens wichtig und wertvoll sind, die gehaltvolle Ansätze für ein gezieltes Vorgehen gegen dieses bedauerliche menschliche Tun aufzeigen. Aber wie sieht es mit der Umsetzung, der Verfolgung, dem Vorgehen aus der gewonnenen Erkenntnis aus?

Die Wissenschaft ist intelligent, lehrreich, geduldig. Und hier liegt der Haken. Geduld ist ein trockenes

Feld. Mit wissenschaftlichen Ergebnissen alleine löst sich das Problem wohl kaum. Es werden weiterhin viele Betroffene leiden.

Während dessen vermehrt sich der Pöbel in den Firmen alarmierend.

Der bekannte Verhaltensforscher Konrad Lorenz prägte in den Neunzehnhundertsechzigern den Begriff "Mobbing". Er bezeichnete damit Gruppenangriffe von Tieren auf einen Fressfeind oder andere überlegene Gegner. Ein Verteidigungsverhalten bei Tieren also, wurde ursprünglich so genannt.

Einige Jahre später verwendete der schwedische Arzt Peter-Paul Heinemann diesen Begriff für ein Phänomen, dass Gruppen eine sich von der Norm abweichend verhaltende Person attackieren. Somit war der Bogen vom Tier zum Mensch gespannt.

Bekannt in der heutigen Bedeutung wurde der Begriff erst in jüngerer Zeit. Der Psychologe und Mediziner Heinz Leymann forschte ab den späten Neunzehnhundertsiebziger Jahren lange Zeit über das Verhalten in der Arbeitswelt. Als er seine wissenschaftlichen Ergebnisse kurz vor der Jahrtausendwende dann endlich der Öffentlichkeit präsentierte, war das Interesse dafür recht verhalten.

Wirtschaftswachstum, Steigerung des Bruttosozialprodukts, das war der Puls der Zeit.

Und der Pöbel etablierte sich zunehmend ungestört in der Arbeitswelt.

Der Wachstumszwang der Firmen, zusätzlich nicht selten von machtbesessenen gutsherrenartiger Managervorstellungen forciert, geht seitdem einher mit

steigendem Konkurrenzdruck durch alle Mitarbeiter-
etagen bis in die untersten Ebenen der Arbeiter-
schicht.

Das System Mobbing besitzt inzwischen unbändig
bedeutsame Sprengkraft. Mobbing ist modern geworden und aus Sicht der Erwerbstätigen zu einem
der brisantesten Themen in der Berufswelt.

Ein immens großer Anteil der gesamten Arbeitskraft
wird heutzutage wegen Mobbings regelrecht ver-
schwendet.

Es ist ein Handeln wider menschlicher und wirtschaft-
licher Vernunft. Der Mensch, von der Evolution be-
vorzugt mit Hirn und Verstand ausgerüstet, begibt
sich zurück auf Tierebene.

Man fragt sich, und das ist berechtigt:

Warum ducken sich Führungspersonen immer noch
so häufig vor einer direkten und offenen Rhetorik des
Problems.

Warum steuern gewiefte Arbeitnehmer, Angestellte,
Beamte und alle anderen Berufstätige immer noch
so wenig gegen die Münchhausens in unserer Arbeitswelt an?

Nochmal, nicht dass es falsch verstanden wird, die
stattliche Anzahl an Hilfsschriften, Studien, Umfragen
und hochinteressanten Theorien, die inzwischen für
Mobbingopfer ausliegt ist uneingeschränkt lobens-
wert.

Mobbingopfer in ihrer ernsthaft bedrückenden Situation jedoch erleben tägliche üble Attacken auf ihre Person. Sie stehen unter einem rasant ansteigenden Leidensdruck und erdulden seelische Qualen dessen schneller tatkräftiger Abhilfe es bedarf um nachhaltigen Schädigungen vorzubeugen.

Trockenes Papierwissen alleine ist der gutgemeinte, überzeugende Versuch die Umsetzung anderen zu überlassen. Nur, wo finden wir diese anderen, die in der Lage sind das Meisterstück Mobbing einzudämmen?

Eine berechtigte, spannende Frage, die jedes Mobbingopfer intensiv beschäftigt.

Die Tatsache, dass sich Arztpraxen in steigender Zahl mit Mobbingpatienten füllen, lässt die Vermutung, dass es an der tatkräftigen Umsetzung für eine entscheidende Verbesserung des Phänomens offensichtlich erheblich mangelt, sicher zu.

Gemobbte Menschen sind emotional gefangen. Sie entwickeln sich arg schnell zu einsamen Individuen, die nicht selten leise zitternd inmitten unserer lauten Gesellschaft um ihre Existenz ringen.
Betroffene benötigen aktive Unterstützung von uns allen, erprobte Tipps für eigene Vorgehensweisen und eine Extraportion Mut. Sie brauchen schnellen, praktischen Beistand.

Eine Erklärung warum so wenig passiert dürfte darin liegen, dass die Einen das "schädigende Verhalten Mobbing" unterschätzen und die Anderen das "schikanierende Tun Mobbing" überschätzen.

Dazu später mehr.
Dennoch hält die Wissenschaft interessante Fakten und Definitionen bereit, denen wir zunächst unser

Augenmerk schenken sollten. Denn grundsätzliches Wissen über dieses Phänomen verleiht uns im Zweifel den respektablen, imponierenden Vorteil wenn wir dem Mob begegnen.

Eine gesunde Dosis an zerlegtem Fachwissen wird jeden Gemobbten ein kleines Stück über die beengende Gefühlsbarriere heben und die Sicht auf das bedauerliche Erlebnis erweitern.

Bitte folgen sie mir also anfänglich in die trocken nüchterne Theorie.

Mobbing steht im Volksmund für Psychoterror am Arbeitsplatz mit dem Ziel, das ausgemachte Opfer aus dem Betrieb hinauszuekeln. Jemand wird am Arbeitsplatz ständig und über einen längeren Zeitraum schikaniert, drangsaliert, benachteiligt oder ausgegrenzt. Das Opfer wird vorsätzlich gequält und seelisch tief verletzt. Die Werkzeugkiste des Mobbinghandwerks ist über und über gefüllt mit miesen Tricks. Dabei ist den Mobbern alles willkommen was das Opfer trifft.

Der bereits erwähnte Psychologe und Mediziner Leymann definierte Mobbing ursprünglich so:
Das Phänomen beinhaltet negative kommunikative Handlungen, die gegen eine Person gerichtet sind und die häufig und andauernd vorkommen.
Die Mobbingattacken können von einer Person oder von mehreren Personen ausgehen.
Leymann beschrieb ursprünglich insgesamt fünfundvierzig einzelne Mobbinghandlungen die als solche gewertet wurden, unter der Bedingung dass sie mindestens über einen Zeitraum von 6 Monaten hinweg praktiziert werden.[1]

Die Liste wurde laufend überarbeitet und die Anzahl der als Mobbing einzustufenden Schikanen erheblich erweitert. Mittlerweile werden von Fachleuten mindestens einhundert verschiedene Handlungen, die als Mobbing bezeichnet werden genannt.

Mobbing ist eine äußerst kreative Form zeitgemäßer Kriegsführung, deren Instrumentenliste mit der Modernisierung des Arbeitsplatzes einhergeht und wächst.

Im groben lassen sich die verletzenden Vorgehensweisen in nachstehende Rubriken einteilen:

- ➢ Angriffe auf die Möglichkeit sich zu äußern
- ➢ Angriffe auf die sozialen Beziehungen
- ➢ Angriffe auf das Ansehen
- ➢ Angriffe auf die Qualität der Berufslebens
- ➢ Angriffe auf die Qualität der Lebensform
- ➢ Angriffe auf die Gesundheit

Die Rechtsprechung ist glücklicherweise schon dazu übergegangen, die Dauer der Mobbingaktivitäten unberücksichtigt zu lassen. Sie bewertet sogar erkennbare symptomatische Auswirkungen bereits als Beweis für die Existenz von Mobbing.

Bei der Gesellschaft für psychosozialen Stress und Mobbing e.V. liest sich die Begriffsbestimmung von Mobbing so:

Mobbing ist "eine konfliktbelastete Kommunikation am Arbeitsplatz unter Kollegen oder zwischen Vorgesetzten und Untergebenen, bei der die angegriffene Person unterlegen ist und von einer oder einigen Personen systematisch, oft und während längerer Zeit mit dem Ziel und / oder dem Effekt des Ausstoßes aus dem Arbeitsverhältnis direkt oder indirekt angegriffen wird und dies als Diskriminierung empfindet."[2]

Soweit die wissenschaftliche Auslegung.

Der gnadenlose praktische Realist würde das Ding wesentlich kürzen:

Mobbing ist das langsame Abwürgen
einer nicht geduldeten Persönlichkeit.

Unbekannt

Eine leidvolle Tatsache ist es, dass sich eine permanent angegriffene Person elend erniedrigt und hintergangen fühlt. Egal wie Mobbing von Fachleuten genau interpretiert wird. Es ist in jedem Fall die beabsichtigte hinterhältige Vorgehensweise eine bestimmte Person, deren Verhalten nicht ins gewünschte Schema passt, seelisch zu töten.

Mobbing ist ein schrecklicher Geschehensprozess in der Arbeitswelt, in dem destruktive Handlungen unterschiedlicher, aber immer negativer Art, wiederholt und vorsätzlich dazu verwendet werden, eine Person in die Isolation zu treiben.

Bleibt ein solcher Prozess ungebremst führt er im Verlauf für den Betroffenen unweigerlich in einen ernsthaften psychischen Notstand und beeinträchtigt seine Gesundheit anhaltend. Findet sich keine zufriedenstellende Lösung bedeutet das meist für das Opfer den Verlust seines Arbeitsplatzes in der Firma während die "Täter", nämlich die Mobber, die Verursacher, ihre denkwürdige Zirkusvorstellung bei nächster Gelegenheit erneut aufgreifen.

Mit dem Beschäftigungsende, dem Ausscheiden aus der Firma, ist der Mobbingprozess zunächst zwar abgeschlossen. Was jedoch nicht bedeutet, dass die gemobbte Person danach frei von akuten, möglicherweise langfristig wirkenden, psychischen oder physischen Auswirkungen des Mobbings bleibt.

Mobbing vernichtet nachhaltig und auf der ganzen Ebene! Nicht selten brechen erst später weitere, durch das Mobbing ausgelöste, Wunden auf.

Das vollumfängliche Ausmaß der menschlichen Schädigung durch dieses grausame Verhalten von Mitmenschen zeigt sich oft erst nach Beendigung des aktiven Mobbinggeschehens.

Die das Nest schmutzig machen,
zeigen empört auf einen,
der ihren Schmutz bemerkt
und nennen ihn
den Nestbeschmutzer.

Max Frisch

1.1 Welche Arten werden unterschieden

Die Fachwelt unterteilt im Wesentlichen nachstehende Unterarten der mobbenden Verhaltensweisen am Arbeitsplatz:

Staffing

Beim Staffing mobben Mitarbeiter ihren Vorgesetzten.
Untergebene versuchen ihren Vorgesetzten systematisch fertig zu machen und möglichst aus dem Unternehmen zu drängen. Seine Vorgaben, seine Erwartungen an die Untergebenen, seine Zielsetzungen und Forderungen sind unbeliebt und werden nicht akzeptiert. Der Vorgesetzte befindet sich in einer misslichen Sandwichposition zwischen Übergeordneter Instanz und Untergebenen.
Staffing geht meist von einer Gruppe aus.
Im Wissen um die Vorgesetzteneigenschaften bemühen sich mobbende Mitarbeiter peinlichst darum Rückschlüsse auf ihre Person zu vermeiden und richten ihr Handeln dementsprechend aus.

Staffing beinhaltet daher weniger offene Mobbingattacken, sondern richtet sich auf verschwörerische Vorgehensweisen aus.

Es werden zum Beispiel Gerüchte gestreut, Intrigen gesponnen, Bündnisse mit Gleichgesinnten genutzt. Arbeitsprozesse werden sabotiert, Ergebnisse manipuliert, dem Vorgesetzten unter Umständen Affären oder unprofessionelles Führungsverhalten untergeschoben.

Ursachen von Staffing können sein:

> ➢ Neid / Missgunst
> ➢ Misstrauen

- ➢ mangelnde Anerkennung der eigenen Leistung
- ➢ schlechte Arbeitsbedingungen
- ➢ fehlende Führungskompetenz des Vorgesetzten
- ➢ Überforderung, Leistungsdruck
- ➢ mangelndes Durchsetzungsvermögen des Vorgesetzten
- ➢ ein jüngerer Vorgesetzter
- ➢ vorausgegangene Schikanen des Vorgesetzten
- ➢ Unzufriedenheit mit Entscheidungen
- ➢ Abwälzen von Führungsfehlern auf den Mitarbeiter
- ➢ Veränderungsprozesse

Bossing
Beim Bossing mobbt der Vorgesetzte den oder die Mitarbeiter.
Hier ist der Betroffene meist eine Person. Ob das Mobbing tatsächlich vom Vorgesetzten ausgeht, es lediglich akzeptiert wird oder er es bewusst unterstützt, lässt sich in der Praxis oft schwer einschätzen. Mobbende Vorgesetzte gehen besonders ausgeklügelt vor. Sie nutzen ihre Machtposition aus.

Wenn ein Vorgesetzter einen Mitarbeiter systematisch drangsaliert, dann spricht das nie für seine Führungs-Persönlichkeit. Chefs mit fachlichen Defiziten kompensieren häufig ihre Unzulänglichkeiten mit Erniedrigungen ihrer (überlegenen) Mitarbeiter.

Mobbing von Oben ist die übelste Variante der Demontage die einem Arbeitnehmer wiederfahren kann.
Ein solches Duell wird ein Untergebener in der Regel nicht gewinnen. Bossing ist deshalb so gravierend,

weil der Betroffene quasi keine Chance hat aus dieser Situation siegreich zu entkommen.

Ursachen von Bossing können sein:

> mangelndes Selbstbewusstsein des Chefs
> Chef fühlt sich durch die Stärke des Mitarbeiters bedroht
> Unsicherheit des Chefs wegen eigener fachlicher Kompetenz

Eine weitere Form der Quälerei von Mitarbeitern und laut Medienberichten zunehmend praktiziert ist das sogenannte Straining. Eine spitzfindig raffinierte Abart des Mobbing mit erheblichem Dynamit-Potenzial.

Straining
Das Straining beschreibt eine bewusste, vorsätzlich herbeigeführte Belastungssituation unter der das Opfer psychisch und physisch erkrankt und unter dem aufgebauten Druck regelrecht zusammenbricht.
Der Mitarbeiter soll "kaltgestellt" werden, damit er zermürbt von der Situation freiwillig das Unternehmen verlässt.
Der Unterschied zum Mobbing besteht darin, dass hier bereits einzelne Handlungen zu schwerwiegenden Folgen für den Betroffenen führen.

Die zeitliche Schiene, wie beim Mobbing, ist hier nicht relevant.

Straining ist inzwischen weit verbreitet und wird gerne von Firmen bzw. Vorgesetzten angewendet um einen Mitarbeiter möglichst schnell und einfach los zu werden.

Ursachen von Straining können sein:

> neuer Vorstand in der Firma mit anderen Vorstellungen
> schwache Vorgesetzte wollen leistungsfähige Untergebene los werden
> allgemeine Vorgehensweise um einen Mitarbeiter ohne Kündigungsgrund und Abfindung (Aufhebungsvertrag) los zu werden

1.2 Woran erkenne ich es

Mobber sind missgünstige Feiglinge. Sie schlagen dann zu, wenn es für sie selbst ungefährlich scheint. Und Mobbing hat viele Gesichter. Es beginnt zuweilen mit einem süßen falschen Lächeln und kann sich, je nach Konstellation, bis zum verbrecherischen vernichtenden Angriff aufschaukeln.

Ich möchte ihnen, lieber Leser, wärmstens ans Herz legen wachsam und achtsam zu sein. Besonders dann, wenn sie ein neues Arbeitsverhältnis eingehen, in ein bisher unbekanntes Unternehmen eintreten, die Abteilung wechseln oder einen neuen Chef bekommen.

Zarte Hinweise lassen sich meist frühzeitig finden, die auf eine mögliche Mobbingentwicklung schließen lassen. Leider sehen wir außergewöhnliche Vorkommnisse oftmals zulange nicht als ein ernstzunehmendes Alarmsignal, glauben unter Umständen an den Zufall oder suchen vielleicht sogar den Grund dafür bei uns selbst. Gelingt es nicht Mobbingansätze im Keim zu ersticken, nimmt das Gemeinheiten-Abenteuer gegen das ausgesuchte Opfer zügig die Fahrt ins gefährliche Outback auf. Der Pöbelhaufen rottet sich zusammen. Das findet zunächst im Verborgenen statt. Sind die Samen einmal ausgebracht ist es nur eine Frage der Zeit bis dem Opfer das Unkraut bis zum Halse steht.

Das Verhalten des Opfers beeinflusst maßgeblich die Richtung des Prozesses.

Es ist von enormer Wichtigkeit die eigenen Beobachtungen wie sich Kollegen geben, was gesprochen wird, wer mit wem kooperiert, wann und wie Dinge passieren, zu schärfen.

Nachstehend finden sie eine Auswahl eindeutiger Hinweise für einen existierenden Mob unter der Belegschaft aufgelistet.

Als klare Mobbingsignale sind zum Beispiel zu werten:

- ➤ Gespräche verstummen urplötzlich wenn sie dazukommen
- ➤ kein Grüßen
- ➤ Gerüchte werden über sie in Umlauf gebracht
- ➤ betriebliche Informationen werden zurückgehalten
- ➤ Aussagen werden verfälscht wiedergegeben
- ➤ Zusammenarbeit wird boykottiert
- ➤ ihr Telefon wird vom System abgehängt
- ➤ kleine Fehler werden aufgebauscht
- ➤ man geht ihnen bewusst aus dem Weg
- ➤ hinter ihrem Rücken wird geredet (geflüstert)
- ➤ es bilden sich Parteien, eine unsichtbare Mauer wird errichtet
- ➤ sie werden auf ein totes Gleis abgeschoben
- ➤ sie erhalten einen minderwertigen Arbeitsplatz in der unattraktivsten Ecke
- ➤ für sie wichtige Unterlagen oder Mails verschwinden auf unerklärliche Weise

Die Liste ließe sich noch erheblich ausbauen. Der Ideenreichtum der Mobber, besonders der Büromobber scheint unendlich zu sein. Man muss sich jederzeit vor Augen halten, dass sich ausschließlich skrupellos egoistisch denkende Naturen dieser Methode, seinen "Fressfeind" fertig zu machen, bedienen.

Ein ehrlicher, aufrichtiger, loyaler Mitarbeiter, Chef oder Kollege (oder Kollegin) wird sich niemals für Mobbingspiele hergeben.
Ein Mensch, der seine Aufgabe beherrscht, der Herausforderung seiner Stelle gewachsen ist, braucht das nicht. Mobber sind bis auf wenige Einzelfälle ausnahmslos Krieger der Hilflosigkeit. Wären die Kräfte der Gegner, also dem oder den Mobbern und dem oder den Gemobbten aus der Natur heraus verteilt - ständen die Sieger außer Frage.

Kompetenz, Firmenloyalität, Fleiß, Einsatzfreude würden gewinnen.

Im Mobberkrieg jedoch spielen Angst, Unterlegenheitsgefühl, Unfähigkeit, Neid, Missgunst eine tragende Rolle, was nur mit einer ausgefeilten Kriegsstrategie, dem Mobbing, zum Lorbeerkranz führt.

Aber - Mobbing wird von Tätern **und Opfern** gestaltet.

Unter Chefs, Angestellten und allen Mitarbeitern finden sich sowohl Täter als auch Opfer. Je nach Beweggrund und Ziel der Handlungen gruppieren sich die Akteure. Gruppendynamiken verschieben oder verdichten sich, einzelne Akteure wechseln, steigern ihre Aktivität oder geben auf.

Mobber brüsten sich so lange als Spielführer, wie es der oder die Gemobbten zulassen.

Agieren ist die bessere Form der Verteidigung! Das wusste schon Hannibal. Rechtzeitiges Agieren setzt voraus, die Gefahr rechtzeitig zu erkennen.

Zur Entspannung ein Fallbeispiel von Mobbing.

Jede Ähnlichkeit mit realen Personen, Namen und Orten dieser Berichte wären rein zufällig und nicht beabsichtigt.

Der Fall Wurst

Gloria Wurst hatte einen ordentlich bezahlten Job in der Auftragsbearbeitung/ Segment Käse einer Groß-milchverarbeitung angetreten. Gut, sie war mit einem "unglücklichen" Nachnamen behaftet. Das war ihr ja nichts Neues und sie dachte auch nie näher darüber nach. Ihre Kollegen und Kolleginnen waren nett. Man verstand sich prima. Bis auf ihre Chefin, die in weni-gen Monaten in den Ruhestand verabschiedet werden sollte.

Gloria bemühte sich ihre Arbeit richtig gut zu machen. Es dauerte nicht lange, wurde sie offiziell im Beisein der ganzen Belegschaft als Nachfolgerin für die Lei-tung der Auftragsbearbeitung/ Segment Käse be-nannt.
Danach fing es an.
Bisher Gloria, war von jetzt an nur noch "von der Wurst" die Rede. Dann bürgerte sich die Mailanrede "Hallo Frau Wurst", eine Weile später "Hallo Wurst", schließlich "Hi Wursti" ein. Ihre Kolleginnen und der Kollege der Abteilung mieden sie zunehmend. Es wur-de getuschelt und gelacht. Auf Glorias Nachfragen was es gäbe, hörte sie stets nur "ach nichts". Ihre Chefin mochte sie von Anfang an nicht leiden. Sie meckerte von Beginn an über Glorias "Kleideraufzug", warf ihr verächtliche Blicke zu, traf einen Ton der alles andere als freundlich klang. Sie brachte es fertig Glo-ria" jung und dumm" zu nennen, wenn Gloria mit einer fachlichen Frage zu ihr kam. Gloria wurde plötz-lich wiederholt mit Ablagearbeiten überhäuft. Die Tür zur Registratur von außen zugeschoben und das Licht ausgeknipst. Die eigentliche Auftragsbearbeitung erledigten zunehmend großflächig die anderen. Gloria

wurde zu einfältigen Botengängen abkommandiert. In der Mittagspause hatten die Kolleginnen "immer schon etwas vor". Im nächsten Meeting meinte ihre Noch-Chefin zu einem fachlichen Thema "und wie denkt man als Wurst darüber?". Schallendes Gelächter brach aus.

Gloria war unglücklich über diese Entwicklung und bat höflich darum, sie künftig wieder Gloria zu nennen, so wie früher. Ein Lächeln der Kollegen und ein abfälliger Blick der altgedienten Chefin, sonst tat sich nichts. Gloria arbeitete hart, machte Überstunden, kam samstags um den Bergen von bescheuerten Ablagepapieren, von ihrer Chefin auf den Tisch geladen, Herr zu werden. Inzwischen zu Türmen aufgestapelt, bekundete Kollege Rolf grinsend seinen erhöhten Frischluftbedarf und sperrte das Fenster direkt neben den Papierhaufen während Glorias Toilettengang extra weit auf.

Dann kam ihr Geburtstag. Die Geschenke waren: eine Mettwurst von Claudia, ein Bierschinken von Rolf, eine Streichleberwurst von Moni und ein feuchter Händedruck von ihrer Chefin. An diesem Geburtstagabend war es Gloria übel. Sie nahm das Telefon nicht ab und öffnete die Türe nicht.

Was ging in der Firma vor? Gloria zweifelte an sich. Ob sie zu langsam, zu dumm, zu unkorrekt war? Sie strengte sich noch mehr an, die übermächtigen Stapel an blödsinnigen Aufgaben pünktlich erledigt zu bekommen.

Bald darauf erschrak sie übel, als sie abends ihr Auto mit schmierigem Fett, es roch nach ranzigem Schweineschmalz, einbalsamiert vorfand.

Gloria zog sich immer mehr zurück. Sie war unglücklich, unzufrieden, gelähmt.

Eines Spätnachmittags kündigte die Altchefin dann per Mail ihren Ruhestandsantritt an. "Einladung zu meiner Abschiedsparty in der Auftragsabteilung-Käse - bitte ohne Wurst" mit Smiley am Ende.

Zwei Tage vor dem geplanten Stellenantritt, als Nachfolgerin für die Ausscheidende, wurde Gloria zur Firmenleitung gebeten. "Man hört, sie beschäftigen sich nur noch mit Ablagethemen, anstatt sich um ihre Aufgabe als Nachfolgerin für die Auftragsabteilungs-Führung zu kümmern?" Gloria war baff! Sie bemühte sich ruhig zu bleiben, aber es gelang ihr nicht wirklich. Dann heulte sie ihren ganzen Frust vor der Firmenleitung heraus. Man reichte ihr freundlich ein Taschentuch und schickte sie für drei Tage zur Beruhigung heim.

Dort erreichte sie tags darauf einen Brief mit Firmenaufdruck oben links. Es hieß: " Wir bedauern Ihnen mitteilen zu müssen, dass die Nachfolgestelle für die Auftragsabteilung/ Segment Käse anderweitig besetzt wurde. Ebenso und das tut uns sehr leid, sehen wir keine Möglichkeit das Arbeitsverhältnis mit Ihnen fortzuführen. Wir bitten um Verständnis, dass ein Spezialist für Milch- und Käseverarbeitung streng darauf zu achten hat, ausschließlich in diesem Produktfeld zu agieren.

Gloria Wurst hätte juristische Schritte unternehmen können, aber was hätte ihr das gebracht?

Spätestens dann,
wenn das Firmen-Klopapier
mit Ihrem Konterfei bedruckt ist,
dürfte es sich zweifelsfrei
um Mobbing handeln.

Unbekannt

1.3 Wo kommt es vor

Mobbing am Arbeitsplatz ist ein Unkraut, das vor allem auf ungepflegtem Gelände wächst - dort, wo die Führungskultur verlottert ist, wo Kollegialität und Menschlichkeit nicht zählen.
Darüber sind sich mittlerweile alle Studien einig.
Man kann sagen ein grundlegendes Übel liegt in dürftiger labiler Führung. Der Fisch stinkt vom Kopf her. Ist der Kopf eines Unternehmens befallen, frisst sich die Fäulnis gefährlich leicht durch den ganzen Betrieb.

Grundsätzlich gibt es keine Bereiche in unserer Gesellschaft die von Mobbing verschont bleiben. Am Arbeitsplatz tritt dieses Phänomen allerdings besonders intensiv, strukturiert und häufig auf. Und es sind gemeinhin beide Geschlechter und Angehörige jeder Alters- oder Berufsgruppe betroffen.

Demnach hat prinzipiell jeder die realistische Chance Mobbingopfer zu werden.

Mobbing kommt in allen Branchen und Betriebsgrößen vor. Kleinunternehmen sind von Mobbing ebenso betroffen wie große Unternehmensgruppen. Es kann alle Konstellationen und Tätigkeitsbereiche betreffen. Ebenso Personen aller Bildungsschichten.

Mobbingopfer müssen sich nichts zuschulden kommen lassen, um zur Zielscheibe von Schikanen der Mobber zu werden.

Das Phänomen Mobbing bewegt sich im Gefolge von menschlichen Konfliktsituationen. Überall dort, wo mehrere Individuen zusammenarbeiten ist ein gewisses Maß an sozialer Kompetenz notwendig. Es bedarf bestimmter Spielregeln um die Spannung zwischen Anpassung und Selbstverwirklichung Einzelner auszuhalten. Wer mit dieser Spannung nicht umgehen kann, wird aggressiv sich selbst behaupten oder er gibt sich überangepasst, lässt sich ausnutzen und wird auf Dauer depressiv.

Die Wahrscheinlichkeit eines Ausbruchs von aktivem Mobbing am Arbeitsplatz steigt mit Steigerung von Leistungsdruck, gesellschaftlichem Aufstiegsdenken, Wachstumszwang.

Allerdings gibt es Anzeichen dafür, dass bestimmte Umstände ein erhöhtes Risiko für Mobbing tragen. Wesentliche Einflussfaktoren sind zum Beispiel die Arbeitsbedingungen in der Firma, die wirtschaftliche Situation im Unternehmen, die gelebte Konfliktkultur oder etwa bestimmte hierarchische Strukturen.

Mobbing taucht überdurchschnittlich dort auf wo Stühlerücken zu wenig offen und erklärend kommuniziert wird, wo Existenzängste unberücksichtigt bleiben oder rücksichtslos geschürt werden, wo Neid und Missgunst im Untergrund schwelen.

Dabei ist auffallend, dass in Unternehmen mit schwachen Führungspersonen, wie schon angeschnitten, der Psychoterror ausgeprägter, langanhaltender und ausgefeilter vorkommt als in strenger geführten Firmen.

Mobbing ist eine wirtschaftliche Macht, die viele unschuldige Opfer fordert. Solange die Obergurus in der Arbeitswelt tatenlos zusehen wird diese Seuche das Arbeitervolk erkranken lassen.

Mobbing wird von Unternehmen unterschätzt und von allzu gutmütigen, ehrlichen, treuen Mitarbeitern gelegentlich überschätzt.

Laut einer Befragung tragen Berufsgruppen aus dem sozialen Bereich ein sehr großes Mobbingrisiko.

Demnach sind Sozialarbeiter/innen, Sozialpädagogen/innen oder Erzieher/innen besonders gefährdet. Gefolgt von Verkaufspersonal, Fachleuten aus Banken, Bausparkassen und Versicherungen. Dahinter reihen sich Kaufleute, Informatiker und Büroberufe wie Kaufmännische Angestellte in die Liste ein. Die Landwirtschaft ist von Mobbing dagegen ist naturgemäß recht wenig betroffen.
Das höchste Mobbingrisiko wurde in der Zeitungsbranche festgestellt.

Nach bisherigen Untersuchungsergebnissen ist Mobbing eher ein Problem der Angestellten und Beamten und kommt im Produktionsbereich seltener vor. "Kopfarbeiter" bedienen sich demnach lieber solch bedauerlichen Methoden der Zurwehrsetzung.

Mobbing ist also allgegenwärtig in unserer Arbeitswelt. Und natürlich nicht nur da. Aber bleiben wir bei dem Thema wo es den Arbeitsplatz betrifft.

Wo mehrere Menschen aufeinandertreffen, entstehen Konflikte. Das ist normal und menschlich. Was aber, wenn ein Konflikt ungelöst bleibt, eskaliert, einige Mitarbeiter sich zusammenrotten und heimlich oder offen gegen den ungeliebten Kollegen Stimmung machen? Wenn der Arbeitsalltag für das ausgesuchte Opfer zum Spießrutenlauf wird?

Mobbing ist kein Kavaliersdelikt !

1.4 Warum geschieht es

Die Ursachen von Mobbing können vielfältig aussehen. Als sicher gilt, dass meist mehrere Faktoren einen Mobbingprozess auslösen und beeinflussen. Je nachdem welche Personen und/oder Parteien am Konflikt beteiligt sind.

Der Führungsstil des Vorgesetzten, der Organisation, der einzelnen Abteilung oder des Gesamtunternehmens ist dabei, wie schon erwähnt, ein entscheidender Faktor.

In manchen Firmen kommt Mobbing selten vor, in anderen dafür regelmäßig, ausgeprägt und in mehreren Abteilungen gleichzeitig.

Es gibt Unternehmen in denen sich Mobber regelrecht wohlfühlen.

Dort wo es die Betriebsstrukturen ungeniert zulassen gedeiht Mobbing prächtig. Gesindel gesellt sich eben gerne zu Gesindel. Schade, dass es keine Liste für bekannte "Mobber-Firmen" gibt.

Je nachdem wie groß die Handlungsspielräume von Firmenseite den Beschäftigten eingeräumt werden oder wie die Art und Weise der internen Kommunikation stattfindet und geduldet wird steigt oder fällt das Mobbingrisiko im Unternehmen.

Auch wie Kompetenzen unter den Beschäftigten verteilt und eingehalten werden spielt eine Rolle. Stress und Leistungsdruck von der Führungsebene ausgehend erzeugt ebenfalls Spannung. Die Angst um den Erhalt des Arbeitsplatzes wächst mit dem Druck von oben.

Schwache Mitarbeiter greifen dann aus ihrer Hilflosigkeit heraus schnell zu Mobbingmethoden um ihre Überforderung zu verschleiern.

Dies alles passiert, wenn die Firmenleitung es zulässt oder unbeeindruckt darüber hinwegsieht. Machtbezogene Kollegen schützen sich und ihre Position durch Mobberei vor dem vermeintlich "gefährlichen" Kollegen, dessen Aufstieg befürchtet wird. Wenig begabte Führungspersonen vertuschen Kompetenzdefizite mit Psychoattacken dem fachlich überlegenen Untergebenen gegenüber.

Motive für Mobbing gibt es genug.

Nicht wenige scheinen auf den ersten Blick kurios oder sogar abwegig. Hartnäckig hält sich auch die Hypothese, dass eigentlich die Betroffenen selbst schuld daran haben gemobbt zu werden. Diese Aussage jedoch, das wurde inzwischen mehrfach bewiesen, trifft nicht zu!

Gerade Opfer sind in der Regel Personen, die durch besondere Leistungen, durch Ehrlichkeit und Engagement im Sinne des Unternehmens auffallen. "Positives Auffallen" (= gut sein) schürt Missgunst, Ängste, Neid - und schon beginnt die Hetzjagd.

Wer die Wahrheit sagt, braucht ein schnelles Pferd! - Erinnern Sie sich?

Mobbingopfer sind selten selber schuld an ihrem Dilemma. Lassen Sie sich diesen Quatsch bitte niemals einreden.

Wohl eher sind hinter dieser These "typische Firmenstrukturen" zu suchen. Problematische Arbeitsbedingungen etwa, gravierende Fehlentscheidungen der Firmenleitung, schlechtes Arbeitsklima, Fehler und Defizite im Bereich Arbeitsorganisation, unkoordinierte Gestaltung von Arbeitsabläufen, personelle Fehlbesetzungen, unrealistische Umsatzerwartungen.

Wenn man bedenkt, dass Mobber über eine völlig andere, meist beengte Sichtweise verfügen, erscheinen manche Mobbingmotive sogar plausibel.

Die Wissenschaftsgruppe um Bärbel Meschkutat, Martina Stackelbeck und Georg Langenhoff forschte nach Mobbingmotiven. Dazu wurde eine Umfrage unter Betroffenen durchgeführt. Die Frage lautete "Warum denken sie, wurden sie gemobbt" Aus dem Mobbing-Report - der Repräsentativstudie für die Bundesrepublik Deutschland, erschienen im Jahr 2002 beim Wirtschaftsverlag Dortmund NW, geht ein erstaunliches Resultat hervor. Die überwiegende Mehrheit der Befragten war der Meinung, dass sie ins Visier der Mobber geraten sind weil sie eher ehrliche fleißige, firmendienliche Arbeitsweisen zeigten.

Dieses Ergebnis **muss** wachrütteln!

Bestätigt es doch, dass die mutigen, engagierten Mitarbeiter, die sich mit ihrer Meinung ins Unternehmen einbringen, auch wenn es Kritik an einer Sache bedeutet, am gefährdetsten für Mobbingübergriffe sind. Vorausgesetzt einer ehrlichen Loyalität dem Unternehmen gegenüber, sind genau diese Beschäftigten doch diejenigen, denen die Firmen für ihre offene Meinung zu höchstem Dank verpflichtet wären. Anstatt dessen werden hinterlistige "Feiglinge" geschont und zu einem positiven Ergebnis beitragende Mitarbeiter verletzt. Nicht selten übel und anhaltend verletzt.

Eine traurige Sachlage!

Der auffallend hohe Prozentsatz an Mobbern wegen Konkurrenzdenkens indes verwundert nicht. Ebenfalls die Themen "Neid" und "Spannungen" zum Vorgesetzten.

In der gleichen Umfrage wurde zusätzlich zwischen den Geschlechtern unterschieden. Dabei stellte sich heraus, dass Kritik von Männern häufiger Mobbing auslösen als etwa eingebrachte Antimeinungen von Frauen. Während offensichtlich Frauen sehr stark mit Konkurrenzkonflikten zu männlichen Kollegen konfrontiert sind. Frauen werden zudem weit häufiger wegen ihrer Geschlechtszugehörigkeit, wegen ihres Aussehens oder wegen ihrer Kleidung gemobbt. Spannungen mit dem Vorgesetzten dagegen ist wohl eher Männersache.

Zusammengefasst sind es meiner Meinung nach, maßgeblich drei Hauptmotive die Mobber zu ihren niederträchtigen Spielchen anregen:

> Konkurrenzdenken
> Neidgedanken
> Machtgier

1.5 Wie sieht es aus

Kommen wir nun zum kreativen Teil. Mobbing ist wie gesagt sehr kreativ. Selbstverständlich hat sich auch darüber die Fachwelt ihren Kopf zerbrochen und das Thema zerpflückt. Nüchterne Tabellen mit Prozentsätzen schmücken seitenweise Mobbingberichte aus allen Teilen der Wirtschaft und der Welt.

Seelische Erniedrigungen lassen sich jedoch nicht in Zahlenreihen festmachen.

Mobbing beschreibt einen Leidensweg. Mobbing ist der Krebs der Arbeitswelt.

Mobbing ist die permanente Injektion mit einer Überdosis von Gefühlskälte.

Franz Schmidberger, deutscher Publizist

Erfreuen Sie sich zunächst an einigen Fallbeispielen. Jede Ähnlichkeit mit realen Personen, Namen und Orten dieser Fallbeispiele wären rein zufällig und nicht beabsichtigt.

1. Der Fall Ilona Beck
Unter Kollegen, die sich verstehen, wird oft gehänselt. Sie ziehen sich auf und nehmen ihre Schwächen aufs Korn. Das kann recht lustig sein und die Bürogemeinschaft erfreuen. Doch die Grenzen wo die Späße verletzend werden verlaufen fließend. Mobber wissen, dass sie diese Grenzen risikolos überschreiten können.

Da berichtet die junge Bürokauffrau Ilona Beck über ihre Erfahrungen mit einer Mobberclique folgendes:

Sie machte fleißig ihre Arbeit und redete wenig. Das entsprach eben ihrem Naturell. Auch in Meetings hielt sie sich gerne zurück. *Irgendwann wurde sie nur noch "Frau Stille" genannt. Ilona bemerkte diese Veränderung, wehrte sich aber nicht. Die Kollegen machten sich zunehmend einen Spaß daraus, sie mit einer stillen Verbeugung zu begrüßen. Und Ilona steckte es weg, obwohl ihr dieses Vorgehen weh tat. Dann wurde eine Art Pantomimenspiel ihr gegenüber eingeführt. Einmal postierte sich ein Kollege hinter sie, rollte ein Plakat mit Aufschrift " Was will Frau Stille uns sagen" über ihrem Kopf aus und gab eine Vorstellung als Gebärden-Übersetzer. Das schallende Gelächter wollte kein Ende mehr nehmen. Kurz darauf machte eine interne Mail mit dem Betreff: Einladung zum Theaterstück "Die Stille der Bedeppten" die Runde.*

Ihr Name wurde nie genannt, alle wussten wer gemeint war. Ilona Beck verstummte ganz. Sie bekam Angst wenn sie morgens das Büro betrat, zog sich vollkommen zurück, fühlte sich immer elender. Nachdem sie völlig erschöpft eines Tages in Weinkrämpfen ausbrach war aus Ilona Beck in der gesamten Firma "Frau Weinerlich" geworden.

Man bedenke, niemand hatte die junge Bürokauffrau tätlich angegriffen. Kein Schimpfwort ist gefallen. Jedes Gesetzbuch würde hier scheitern. Die Mobberkollegen hatten ihren Psychoterror als "hänseln unter Kollegen" getarnt. Auf Nachfrage würden sie jeglichen Vorwurf streng und ernst von sich weisen. Sie würden ihre Kollegin als "weinerliche Mimose" bezeichnen.

2. Der Fall Heiner

Heiner wurde von Anfang an nur mit einem "Hallo" gegrüßt. Alle anderen Kollegen grüßten sich mit Namen. An Geburtstagen schenkten sich Kollegen eine Kleinigkeit. Heiner wurde nie beschenkt. Interne Verkaufswettbewerbe waren mit einem Preis ausge-

schrieben. Gewann Heiner, der ein sehr guter Verkäufer war, geriet die Preisübergabe in Vergessenheit.

Die Isolation begann schleichend.

Kam er in den Raum wurde es blitzartig still. In der Kantine waren alle Plätze, wohin er sich auch setzen wollte, bereits reserviert. Irgendwann verfehlten Heiner immer häufiger interne Mails. Einmal war ein wichtiger Aufruf an alle Verkäufer, einem bestimmten Kunden wegen Insolvenz nichts mehr zu liefern, dabei. Heiner wusste von nichts - er machte einen Fehler. Und die Fehler wurden immer mehr. Als Folge mieden ihn seine Kollegen noch mehr. Jetzt hatten sie ja auch einen Grund, dem unfähigen Kollegen aus dem Weg zu gehen.

Heiner zog sich vollkommen zurück. Seine Umsätze fielen drastisch, er war unmotiviert und denkblockiert. Als ihm alles zu viel wurde beschimpfte er eines Tages seine Kollegen, was ein Gespräch beim Chef nach sich zog.

Die Mobber hatten ihr Ziel erreicht. Heiner war im Abseits und nun, so gaben die lieben Kollegen an, selbst an seiner Ausgrenzung schuld.

3. Der Fall Hella Heiden

Sie war Controllerin. Auf sie war Verlass. Oft brütete sie noch weit nach Feierabend über ihren Zahlenreihen. Ihr Chef hatte drastische Sparmaßnahmen in der Firma angeordnet. Sie sollte mögliche Maßnahmen vorlegen.

Tagelang lief sie ihren Kollegen hinterher um an unterstützende Daten zu kommen. Sie wurden ihr immer wieder zugesagt aber nicht geliefert. Hella kam einfach nicht weiter. Genauso gut hätte man dem Schreiner die Holzlieferung verweigern, ihn aber zum Bau eines schicken Möbels auffordern können.

Hella sprach mit ihrem Chef darüber. Der aber meinte nur, es gehöre zu ihrem Job die Informationen die sie *braucht zu besorgen. Er meinte sogar, ihr Vorgänger habe dies ja auch geschafft.*

Hella hatte vor einigen Monaten die Nachfolge eines Altgedienten angetreten. Dieser wurde in den wohlverdienten Ruhestand verabschiedet. Und nun sollte mit der neuen Stellenbesetzung der Spargedanke endlich umgesetzt werden.

Hella war fest entschlossen ihr Können an ihrem neuen Arbeitsplatz zu beweisen. Doch ihre lieben Kollegen ließen sie vom ersten Tag an völlig an die Wand rennen.
Immer wenn sie von "Einsparung" sprach verzogen die Kollegen die Mine. Überall erfuhr sie, "alle Sparmöglichkeiten seien völlig ausgeschöpft". Im Haus kursierten Anschuldigungen wie " sie ginge über Leichen" oder "sie hätte die Sparseuche ausgelöst".
Hella konnte erklären wie und was sie wollte, es kam übel schlecht bei ihren Kollegen an.
Irgendwann wurde sie nicht mehr gegrüßt wenn sie kam und man lief einen Bogen falls man sie auf dem Flur traf.
Eines Tages bestellte sie in der Kantine Gulaschsuppe. Der Teller, den man ihr reichte, war nur knapp ein Viertel gefüllt. Sie reklamierte und die Küchenfrau meinte laut und deutlich mit eindeutigem Grinsen "Für sie gibt es ab sofort die Spar-Portion".

Das war ein harter Schlag in Hellas Gesicht. Daraufhin bekam sie immer häufiger böse Anklagemails gegen ihren Spartick.

Auf einmal konnte Hella nachts nicht mehr durchschlafen. Sie quälte sich mit Kopfschmerzen und Übelkeit. Immer öfter blieb ihr eine Mahlzeit nicht.

Irgendwann fand sie auf ihrem Schreibtisch ein zerschlagenes Sparschwein. Eindeutige Porzellanstücke überzogen ihren Arbeitsplatz. Darunter lag ein Zettel auf dem es hieß: "So enden Sparschweine!"

Jetzt war genug. Hella war völlig verängstigt, traute sich nicht ihr Problem beim Chef erneut anzusprechen. Er hätte es womöglich wieder auf ihre mangelnde Durchsetzungsfähigkeit geschoben.

Diese Firma war für Hella zum Kriegsschauplatz geworden. Abends wenn sie nach Hause kam dachte sie nur noch über ihr Elend nach, anstatt mit Freunden auszugehen, so wie sie es früher gerne tat.

Ihr Chef wurde zunehmend unzufriedener mit ihr. Er selbst, nannte seine Spargedanken nie vor der Mannschaft, dafür hatte er ja Hella. Und Hella versagte offensichtlich.
Die Unzufriedenheit ihres Vorgesetzten mit ihrer Leistung gab ihr dann noch den Rest. Hella weinte nächtelang und ließ sich schließlich krankschreiben.

Knapp zwei Wochen danach flatterte die Kündigung ihres Arbeitsvertrages ins Haus.
"Das Controlling soll betriebsbedingt eingespart werden", hieß es.

Hella verzichtete auf eine juristische Auseinandersetzung. Sie wollte einfach nur noch ihre Ruhe haben.

Zuerst ignorieren sie dich,
dann lachen sie über dich,
dann bekämpfen sie dich
und dann gewinnst du.

Mahatma Ghandi

1.6 Welche Schikanen sind geboten

Dass dem MOB nichts heilig ist haben wir schon gehört, dass Mobber äußerst erfinderisch unterwegs sind ebenfalls. Welche Vorgehensweisen in der Beliebtheitenskala vorne stehen ist, für sie liebe Leser, insoweit interessant, dass sie ihre Beobachtungen künftig vielleicht vornehmlich in entsprechende Richtung lenken.

Gemobbte Personen berichten überwiegend von einer Kombination von Angriffen auf der sozialen und der fachlichen Ebene. Besonders schäbig und beliebt bei Mobbern ist das Streuen von Gerüchten oder Unwahrheiten über das ausgesuchte Opfer. Diese Methode ist äußerst wirkungsvoll da der Betroffene kaum Möglichkeiten hat, dem Mobbing den Nährboden zu entziehen. Außerdem ist der Verursacher nur sehr schwer auszumachen.
Diese Tatsache kommt dem Mobber sehr gelegen.
Denn, Durchschnittsmobber sind Feiglinge, das wissen wir bereits. Sie handeln verdeckt, im Dunkeln, präsentieren im Licht ihre "weiße Weste" und morden aus der Hinterhand heraus.

Dreistere Mobber setzen auf ständige verbale Sticheleien und Hänseleien. Sie schrecken vor öffentlichen Erniedrigungen bis hin zur tiefen Beleidigung der Opfer nicht zurück.
Besonders gut in dieser Rolle fühlen sich Hauptmobber mit Rückendeckung der weiteren Mobbergesellschaft. Sie lieben die Bestätigung ihrer öffentlichen Tiefkellerhandlung durch die Truppe oder Abteilung. Ihr Selbstwertgefühl wird wunderbar gepuscht. Die lauten Mobber sind gefährliche Kreaturen, da sie sich aufgrund des mentalen Rückhalts in Sicherheit wägen und mit jedem Vorgang quasi Werbung betreiben. Werbung für ihre Darstellung des Sachverhaltes.
Diese Art von Schikanen leisten sich häufig naive Selbstproleter die eine gewisse einzigartige Stellung

im Unternehmen bekleiden. Die also aufgrund ihrer fachlichen Alleinstellung in der Abteilung oder in der Gruppe oder im Gesamtunternehmen (bei kleinen Firmen zum Beispiel) keine betriebsinterne Stellenkonkurrenz zu befürchten haben.

Aber die einzelnen Mobber-Typen schauen wir uns später noch genauer an. Bleiben wir zunächst bei den Arten der Mobbinghandlungen.

Mobbingbetroffene stehen einer langen Reihe von unfairen Aggressionen gegenüber. Da wird fachliches Unvermögen lauthals unterstellt, die Stimme, der Gang oder eine bestimmte Mimik nachgeäfft. Hinterrücks getuschelt, gelacht und schlecht über die ungeliebte Person gesprochen. Es werden Unwahrheiten gestreut. Der Kontakt wird durch abwertende Blicke oder Gesten verweigert. Das Opfer wird sabotiert. Mobbingopfer werden von der Mobbergemeinschaft ausgegrenzt, wie Luft behandelt, nicht mehr persönlich angesprochen.

Auf der Kompetenzebene wird getrickst, der Arbeitsplatz manipuliert, der Papierkorb vor dem Schreibtisch demonstrativ ausgekippt. Fachlich kompetente Mitarbeiter sind denkbar unbeliebt unter der Mobbermeute. Für den Mob ist ein fähiger, fleißiger, erfolgreicher Kollege der Fressfeind schlechthin. Ihn zu liquidieren stehen den Tätern eine endlose Kette von stinkenden Aktionen zur Verfügung.

Wird dem Tun kein Einhalt geboten steigern Mobber ihre Aktivitäten kontinuierlich.

Opfer werden ständig kontrolliert um ihnen möglichst Fehler nachzuweisen. Gelingt das nicht, werden Unzulänglichkeiten kreiert. Es werden wichtige für den Betroffenen bestimmte Informationen vorenthalten oder verfälscht weitergegeben. Auf Fragen wird zurückweisend oder mit Falschaussagen geantwortet.

Die attackierte Person wir systematisch demontiert.

Zu-Arbeiten werden blockiert oder verweigert, Dokumente verschwinden, wichtige Mails werden gelöscht. Gegebenenfalls vorzugsweise solche, die einen Hinweis auf den Täter bzw. die Tätergruppe liefern könnten.

Geht die Aggression vom Vorgesetzten aus wird dem auserwählten Mobbingopfer der übelste Arbeitsplatz zugewiesen, das Passwort zum PC entzogen, andere wichtige Softwarezugänge gesperrt. Der Betroffene wird von Meetings ausgeladen und zu Betriebsfeiern erst gar nicht eingeladen. Eintragungen im System werden deaktiviert, Urlaubsanträge nicht genehmigt.

Der Arbeitsplatz des Betroffenen wird ausspioniert. Man überreicht ihm einen untauglichen Eingangsschlüssel und er wird mit Überstunden überhäuft.
Dem Gemobbten werden sinnlose Arbeitsaufgaben aufgetragen, oder ihm solche die nicht seiner Ausbildung entsprechen zugewiesen.
Sogar völliger Arbeitsentzug wird praktiziert.

In einem Fall berichtete ein Mobbingopfer folgende Vorgehensweise:
»Plötzlich wurde von mir verlangt, dass ich mich für den Gang zur Toilette bei meiner Vorgesetzten abmelde. Ich tat das zunächst ohne Argwohn. Wurde aber bei jeder Abmeldung darauf hingewiesen, dass ich immer so langsam sei und viel zu lange Zeit für "dieses Geschäft" brauche. Meine Vorgesetzte unterstellte hartnäckig ich würde nebenher private Dinge erledigen, sonst wäre ich viel schneller vom Toilettengang zurück. Das stimmte aber überhaupt nicht. Das nächste "Örtchen" befand sich am Ende eines langen

Ganges auf unserem Stockwerk. Ich beeilte mich immer mehr, rannte manchmal sogar und fing an meine
Notdurft zu unterdrücken. Als Alleinerziehende war
ich auf meinen Job angewiesen. Ich hatte Riesenangst
arbeitslos zu werden. Dabei hatte mir der Firmenchef
beim letzten Meeting vor allen Kollegen ausdrücklich
seine beste Zufriedenheit mit meiner Leistung bestätigt. Irgendwann kam ich wieder einmal abgehetzt
vom Klo. Meine Vorgesetzte stellte mich und sagte
»gestern brauchtest du noch vier Minuten, heute sind
es schon fünf«.

Mobbercliquen ersinnen ständig neue Variationen
von Abscheulichkeiten.

Das Opfer wird versehentlich in der Ordnerregistratur
eingeschlossen und das Licht gelöscht, die Taschen
seines Regenmantels mit Sägemehl gefüllt. Es werden
Furzkissen unter seinem Sitzpolster versteckt und
eine Gummi-Kotzlache über seinen Bildschirm ge-
klebt.

Für weibliche Mobbingopfer bieten sich Plastikspin-
nen in Schreibtischschubkästen an, Gummischlangen
in der Handtasche und Mausattrappen die durchs
Büro rennen. - Alles erlebt! -

Ebenso gerne, so Umfragen zufolge, werden überfreundlich senfgespickte Tortenstücke überreicht und
essiggesäuerter Kaffee serviert.

Die Schikanen bieten ein breites Spektrum an Gemeinheiten.

Wussten Sie schon, dass auffallend viele Mobbingopfer am unbeliebtesten Autostellplatz der Firma par-
ken und regelmäßig Plastiktüten mit Abfallinhalt auf
dem Autodach oder Zeitungsknöllchen im Auspuff-
rohr vorfinden?

Typisch für den Verlauf des Mobbings ist eine Steigerung der Aggression. Vor allem dann, wenn sich das Mobbingopfer nicht oder zu wenig wehrt.

Die Angriffe erfolgen immer offener, verschärfen sich zunehmend und können sogar körperlicher Natur sein. Das Opfer wird zunehmend in die Verunsicherung getrieben.

Irgendwann eskaliert die Situation. Der Gemobbte gibt entnervt auf, bricht zusammen oder rastet vor der Mannschaft aus.

Die Mobber haben ihr Ziel erreicht!

Spätestens jetzt werden die Täter das Ergebnis ihres Tuns als die eigene Schuld oder Blödheit des Gemobbten erklären.

Es ist nur eine Frage der Zeit.

Der aufregend lustige Bericht der Olivia M ging vor einiger Zeit durch die Medien. Die Autorin Uta Umhoff enthüllte in ihrem Büchlein "Ein Fall von Mobbing - Kollegen morden anders" über die Erlebnisse der Kundenbetreuerin Olivia M in einem niederösterreichischen Ingenieurbüro. Die Erstauflage des Buches war binnen weniger Wochen nach Erscheinung vergriffen.
Hier einige Ausschnitte mit freundlicher Genehmigung der Autorin:
Jede Ähnlichkeit mit realen Personen, Namen und Orten wären rein zufällig und nicht beabsichtigt.

..............Olivia hatte keinen Keuchhusten, litt nicht an Aussatz oder Windpocken. Weder mit Pestbeulen war sie behaftet noch mit einer anderen fürchterlich ansteckenden Krankheit. Sie sah nicht besonders

scheußlich aus, trug keine schwarz gerandeten Fingernägel und spuckte nicht beim Sprechen............

............Olivia M fand ihren ganz persönlichen Weg mit der angetroffenen, eingeschworenen Mobbergemeinschaft in diesem Büro umzugehen. Die Mauer, gegen die sie täglich anlief war meterhoch. Besonders die erniedrigenden elenden Angriffe auf ihre Person lasteten schwer auf Olivias Gemüt. Und die Angst irgendeinen Fehler zu machen.

Dann nahm sich Olivia vor ihre Kollegen samt Chef näher zu studieren, sie zu beobachten, wie sie sich gaben. Sie wollte mehr über diese traurigen Kreaturen herausfinden. Was waren das für Menschen, denen keine Lüge zu abstrus, keine Gemeinheit zu hässlich war. Was verbarg sich hinter diesen jämmerlichen Fassaden.

Olivia begann ihre ganze persönliche Druckspur von jedem der Mobber zu bündeln. Dazu gewährte sie ihren teilweise kompromittierenden Gedankenbildern freien Lauf. Das herablassende Spiel der Täter selbst war es, das Olivia zu diesem Panorama einlud.

Tausendmal stellte sich Olivia die Frage ob es ihr zustünde, ob es rechtens ist, so über andere zu denken. Dann stieß sie auf diesen Text:

"Mit Mobbing haben die Gepflogenheiten vom Hühnerhof Einzug in die menschliche Gesellschaft gehalten. Wer anders ist oder sich nicht fügt, der wird verpickt. Von Dr. Achim Reichert"

Wird der Gemobbte zum Mobber wenn sein Kopf sich wehrt? Nun, "Die Gedanken sind frei" proklamierte Hoffmann von Fallersleben schon im Jahr 1842. Also dürfte es Olivia ebenfalls gestattet sein.

Und sie entwarf fortan wunderbar ironisch sarkastisch beißend mit Spott bespickte Gedankenbilder ihrer Peiniger.

Da gab es zum Beispiel Walburga - Die Angstmobberin, die Olivia wie folgt wahrnahm und beschrieb: Hyperaktiv und geschäftig zappelte sich Walburga täglich durch ihre Aufgaben. Sie war die Frau die alles fand - irgendwann.

Tierliebend sei Walburga, hörte man. Sie habe mehrere Kuscheltiger daheim. Das sprach absolut für sie. Zweifellos hätte man sich Walburga auch als Kommandeurin einer Ziegenherde vorstellen können oder als Tierpflegerin im Zoo. Bei den Laufschnecken. Als Vorlesetante im Altersheim wären ihre PS zu viel gewesen. Ihr Schnurren glich eher einer Bulldogge als dem eines lieben Kätzchens.

Walburga war das metallbereifte Holzrad ihrer Abteilung. Der Wagen eierte schwer. Sogar auf der Ebene.

Hinter der stacheligen Schale saß ein weicher Kern. Sie war von sich aus bestimmt eine gute Seele. Ein Mensch, der es gut meint.

Sie war die perfekte Telefonkatastrophe und überfiel ihren Arbeitsplatz täglich mit Körben von Peinlichkeiten. Walburga war schusselig. Sie trug Haare auf den Zähnen. Und sie besaß die göttliche Fähigkeit korrigierte Fehler mit einem Fehler zu korrigieren, diesem neuen Fehler nach erneuter Beschwerde des Kunden einen weiteren Fehler obenauf zu setzen.

Sie trieb Kunden in den blanken Wahn.

Ihr betriebliches Denkvermögen musste einen Normalo zu Alpträumen bei Tageslicht anregen.

Dabei hatte Walburga eine ideenreiche künstlerische Ader in den Rubriken "Vertuschen", "Verwischen" und " Fehlschläge von sich weisen". Ihre Argumente legen jeden muskelbepackten Bodybilder flach.

Statements aus ihrem Mund hatten Klasse.
Walburga war niemals langweilig.
Ihr Tun bewegte sich ständig zwischen Absurdität und
Posse. Die Katastrophen auf ihrem Schreibtisch gaben
sich die Hand.

Walburga war das Sahnehäubchen des Clubs.
Sie war eine zähe Schwimmerin.

Der übrige Hühnerhof war sich einerseits einig darüber, Walburgas missliche und betrieblich höchst-
schädliche Unternehmungen zu verstecken. Andere-
rseits war jeder einzelne im Stall, einmal qualitätsmä-
ßig in die Schusslinie genommen, ohne zögern so frei,
Walburga auf den Misthaufen zu setzen.
Die gemeine Meute spielte dann, wenn es eng wurde,
regelrecht und rücksichtslos mit Walburgas einfältigen Verstand. Hergeholt, aufgestachelt, an die Front
gestellt, in den Wind geblasen - so wie es den lieben
Kollegen und Kolleginnen gerade nützlich erschien.

Walburga war die Gefangene eines grausamen
Deals.
Sie war abhängig vom Wohlwollen der übrigen Baga-
ge.

In diesem Haus wimmelte es von Schlangen.

Walburga rannte pausenlos in einem Hamsterrad.

Baute Walburga wieder einmal Mist, ließ sie ihre
massigen Muskeln spielen. Aber richtig! Sie trug ihr
verbales Klappmesser immer bei sich. In der Schlag-
fertigkeit anderen eins an die Klatsche zu werfen
konnte Walburga absolut mithalten. Wie Giftpfeile
bohrten sich ihre unsachlichen Wortangriffe in die
Seele ihres Opfers.

Sie kämpfte regelmäßig erbitterte Schlachten darum, ihre reihenweise drastischen Fehler anderweitig unterzubringen.

In dieser Situation war ihr gar nichts heilig..........

Die Geschichte der Olivia M erregte Aufsehen. Es beschreibt den Versuch mit Hilfe des eigenen höhnisch spöttischen Kopfkinos gegen die Schikanen der Mobber zu bestehen. Olivia M berichtet über ihre Entdeckungen in der teils paradoxen Mobbergemeinschaft und nimmt einzelne Aktivisten charmant bissig aufs Korn. Indem Olivia die Schwächen ihrer Mobberkollegen intensiv in ihr Bewusstsein hob fand sie einen ganz eigenen Weg ihre Selbstzweifel zu überwinden.

Ein lebendiger Beitrag der aufzeigt, dass Mobbing für Betroffene Opfer durchaus spannend sein kann.

1.7 Die einzelnen Phasen

Mobbing wird in Abschnitte eingeteilt. Man spricht dabei von Phasen, die nicht zwangsweise einen klassischen chronologischen Verlauf nehmen müssen, was ich aus eigener Erfahrung bestätigen kann.

Hier zunächst der Auszug aus dem Mobbing-Report der Bundesrepublik Deutschland[3]:

Bei einem klassischen Verlauf spitzt sich der Konflikt zu und bricht irgendwann auf.

Phase 1: Konflikte, einzelne Vorfälle
Am Anfang eines Mobbingprozesses steht meist ein ungelöster oder schlecht bearbeiteter Konflikt. Daraus erwachsen zunächst erste Schuldzuweisungen und vereinzelte persönliche Angriffe gegen eine bestimmte Person.

Phase 2: Der Psychoterror setzt ein
Die Differenzen weiten sich immer mehr aus. Der ungelöste Konflikt gerät in den Hintergrund, während die betroffene Person immer häufiger zur Zielscheibe systematischer Schikanen wird. Das Selbstwertgefühl der gemobbten Person nimmt ab bzw. sie wird zunehmend isoliert und ausgegrenzt.

Phase 3: Der Fall wird offiziell, Sanktionen drohen
Die Entwicklung eskaliert. Durch die ständigen Demütigungen ist die gemobbte Person so verunsichert, dass die Arbeit erheblich darunter leidet. Das Opfer gilt zunehmend als so "problematisch", dass ihm arbeitsrechtliche Maßnahmen, wie Abmahnung, Versetzung oder Kündigung angedroht werden.

Phase 4: Der Ausschluss
Viele Mobbingfälle enden mit dem Verlust des Arbeitsplatzes und manchmal sogar mit dem Ausscheiden aus der Arbeitswelt. Entweder kündigen die Be-

troffenen völlig entnervt selbst oder ihnen wird gekündigt beziehungsweise sie willigen in einen Auflösungsvertrag ein. Oftmals sind psychosomatische Krankheiten, langfristige Krankschreibungen und manchmal auch dauerhafte Arbeitsunfähigkeit die Folge.

Je nach Zusammensetzung der Akteure, so selbst erlebt, setzt der Psychoterror unmittelbar sofort mit Phase 2 ein, steigert sich - und dann - greift die Kampfstrategie des auserwählten Opfers.

Liebe Leserinnen und Leser, Mobbingerlebnisse müssen nicht zwangsweise die Arbeitskraft und das soziale Ansehen eines Mitmenschen vernichten.

Kluge Mobbingopfer leben wachsam und agieren wenn die Zeit reif dafür ist!

Mobbing ist eine feige Abart des Mordens.

Esther Klepgen

1.8 Wie lange dauert es an

Nun, wie lange Mobbing dauern muss um hochoffiziell als Mobbing eingestuft zu werden, nämlich mindestens 6 Monate, haben wir bereits festgestellt. Das mag eine fachlich korrekte Angabe bzw. Definition sein.
Diese Aussage ist mir persönlich zu billig.

Sicher ist nämlich, dass schwerwiegende seelische Verletzungen durch Mobbinghandlungen bei einer Dauer von weit unter diesem Zeitraum entstehen.

Ein Mensch wird übel verletzt! Ihm wird seelisches Leid angetan. Wie kann es sein, dass Leiden in unserer Gesellschaft erst nach einem halben Jahr offiziell als Leid gesehen wird? Es gibt, wie gesagt, juristische Rechtsprechungen bei denen eine Reihe von Mobbinghandlungen sehr sensibel und ohne Berücksichtigung der Mindestdauer beurteilt worden sind. Der Wunsch, das Anliegen von Betroffenen muss es sein, dem Tun schnellstmöglich den Wind aus den Segeln zu rauben.

Systematische Feindseligkeit einzelner gegenüber, am Arbeitsplatz und überall sonst, gehört als Verbrechensdelikt geahndet.

Anstatt dessen wird meist der Leidende zusätzlich bestraft, indem er irgendwann gebrochen die Firma freiwillig verlässt um dem Teufelskreis zu entkommen.

Es sind haufenweise Fälle bekannt in denen Mitarbeiter über eine sehr lange Zeit, nämlich über mehr als drei Jahre regelmäßig gemobbt wurden bevor sie völlig entkräftet zusammenbrachen.
Diese Betroffenen mussten mit einer außerordentlichen inneren Stabilität ausgestattet gewesen sein.

Denn Mobbing tut von der ersten Attacke an weh. Der Mobber fügt seinem Opfer bewusst, vorsätzlich, manchmal völlig offen für andere Kollegen sichtbar, Schmerz zu.

Und wir schauen weg. Der nächste Kollege schaut weg. Die Abteilungsleitung schaut weg. Der Betriebsrat schaut weg. Firmenbosse schauen weg.

"Mobbing ist erst in 6 Monaten".

Ja, wegschauen ist eine einfache Sache!

Und der gepeinigte Mitarbeiter setzt sich gewissenhaft und fleißig weiterhin für das Unternehmen ein.

Hat doch alles seine Richtigkeit. Oder?

Gemessen an allen überprüften Mobbingfällen dauern immerhin 12 % mehr als 3 Jahre an bis das Opfer endgültig hingerichtet ist. Angeblich sollen 25 % der Betroffenen ein bis zwei Jahre lang traktiert worden sein und bei ca. 15 % endete der Spuk nach einem Jahr. Die höchste Quote, nämlich 35 % der Mobbingvorkommnisse wurden innerhalb von 6 Monaten durch das Opfer selbst, weil nicht mehr auszuhalten, beendet.

Natürlich ist es ein Unterschied ob der Gemobbte mehrmals täglich, andauernd, oder ab und zu von den Kollegen für ihre miesen Spielchen hergenommen wird.
Aber rechtfertigt die Häufigkeit das Tun als solches?

Wir leben in einer hochentwickelten Rechtskultur. Taschendiebstal wird sofort verfolgt. Nachbarschaftsstreit um den roten süßen Apfel der zur Hälfte über das Grundstück baumelt ebenso.

Falschparken oder eine um fünf Minuten überzogene Parkdauer, ein besonders schwerwiegendes Verbrechen, das umgehend geahndet wird.

Hochinteressant ist die spontane Handlungsfähigkeit von Firmenleitungen, deren Mitarbeiter aus Sparsamkeit ein übriggebliebenes altes Brötchen abends vom Betrieb mit nach Hause nimmt. Ein Grund zur fristlosen Kündigung, die tags darauf rigoros ausgesprochen wird.

"Mobbing ist erst in 6 Monaten".

Bitte folgen sie mir zurück zu unserer Theorie.

Einzelmobber halten meist den Mobbingprozess weit weniger lange durch wie Gruppenmobber. Diese Feststellung macht insoweit Sinn, dass sich die Gruppe stärker fühlt und somit den Druck auf ein Opfer verteilt auf mehrere Mobberpersonen länger ausüben kann. Mobbing, das von einer großen Gruppe und mehr attackierenden Personen ausgeht, findet sich anscheinend am stärksten in Prozessen die über Jahre hinweg andauern.

Obwohl sich die Dauer des Mobbings nicht zwingend an der Anzahl der beteiligten Personen festmachen lässt, kann davon ausgegangen werden, dass mit der Dauer der feindseligen Handlungen die Anzahl der sich beteiligenden Personen zunimmt.

Die Gruppe der Angreifer wächst!

Zunächst Unbeteiligte schließen sich im Laufe der Zeit der stärkeren Gruppe an. Aus der Erfahrung heraus steht leider fest, dass dem Gemobbten in der Regel nur wenige oder überhaupt kein Betriebszugehöriger aktiv unterstützend zur Seite steht.

Womit wir wieder bei der Variante "ich höre nichts, ich weiß von nichts und ich sehe nichts" wären.

Traurig aber wahr.

Tatsache ist, dass die "Kopf in den Sand steck Methode" weder zur freundschaftlich ehrlichen Hilfe für einen Mitmenschen taugt noch eine positivere Arbeitsatmosphäre unterstützt.

Im Übrigen sind, was die Dauer von Mobbingprozessen angeht, wieder einmal die Frauen ganz vorn. Frauen werden im Gegensatz zu Männern über längere Zeiträume und mit höherer Intensität schikaniert.

1.9 Welche Tätertypen unterscheiden wir

Schauen wir uns nun einige unterschiedliche Mobber-Naturen genauer an. Ich selbst hatte das Glück die gesamte Riege kennenlernen zu dürfen.

Am häufigsten traf ich die klassischen "Machtmobber" an, gefolgt von den "Neidmobbern", den "Angstmobbern", den "Herdenmobbern" und den "Lustmobbern". Und dann wären da noch die "Edelmobber" zu nennen, eine elitäre Gemeinschaft mit Negativniveau und Seidenschlips.

Bei den **Machtmobbern** handelt es sich häufig um Vorgesetzte oder um Kollegen die auf Kosten des ausgesuchten Opfers einen Machtgewinn erzielen wollen. Ihre Methoden gehen von Ausbooten über Zuweisen von unterfordernden Tätigkeiten, ständiges unsachliches Kritisieren bis Abwerten der Leistung oder ignorieren der erbrachten Leistung.
Machtmobber gehen geschickt und durchdacht vor.
Manchmal werden von ihnen gruppendynamische Prozesse ausgenutzt. Zum Beispiel wird das Opfer bewusst und gezielt in eine dem Machtmobber zugewandte weitere Mobbergemeinschaft versetzt. Die neuen Kollegen setzen dann in der Gruppe zur Fertigmache an.
Es finden regelrechte Tribunale statt. Das Opfer hat keine Chance!
Machtmobber verfügen in der Regel über entsprechende Verbindungen und ein gewisses Ansehen in der Firma.

Sie sind hemmungslose Egoisten.

Die **Neidmobber** attackieren ihr Opfer, weil es vielleicht eine bessere Fachkenntnis beweist, mehr Erfolg hat, oder einen begehrenswerten Titel.
Gründe für Neid unter Kollegen gibt es viele.

Das Selbstwertgefühl der Neidmobber bewegt sich ausnahmslos im Nullbereich. Neidmobber sehen täglich irgendwelche Eigenschaften an Kollegen, die sie selber gerne hätten.
Bedauernswerte Mitmenschen sind sie. Und so bedauerlich sehen auch ihre Mobbingattacken aus. Neidmobber gehören zu den weniger Cleveren.

Sie begehen gerne Rufmord um sich ihres Opfers zu entledigen.

Die **Angstmobber** kämpfen mit großen eigenen Unzulänglichkeiten. Ihnen graut vor jeder Veränderung. Von ihren bisherigen Gewohnheiten abweichende Vorgaben (vor allem durch neue Kollegen) oder Verhaltensweisen lehnen sie, aus Furcht zu versagen, strikt ab. Auch ihr Selbstwertgefühl hinkt schwer.
Angstmobber sind leicht lenkbar durch andere Mobber.
Da Angstmobber häufig stark emotional beeinträchtigt sind, sehen sie die Zusammenhänge einseitig. Das Opfer wird, gleichgültig wie es sich verhält, negativ gesehen.
Oft werden dem Gemobbten minderwertige Persönlichkeitseigenarten unterstellt. Aus Angst, in einer sachlichen Diskussion den Kürzeren zu ziehen wird jegliche Kommunikation blockiert.
Angstmobber sind häufig Opfer von Machtmobbern, die ganz bewusst deren Furchtsamkeit schüren. Durch gezieltes Intrigieren werden Angstmobber leicht gegen Sündenböcke mobilisiert.

Bei den **Herdenmobbern** geht es gruppenmäßig zu. Hier fühlen sich Schwache stark und dazugehörend. Herdenmobber sind für sich alleine meist ungefährlich, sogar friedfertig aber unsicher und ohne eine eigene Meinung. Heute so und morgen anders. Sie sind unselbständig, leicht steuerbar, hirnlos.

In der Gruppe unterliegen sie der Fremdsteuerung auch was die Auswahl des Opfers anbelangt.

Trittbrettfahrer ohne Führerschein sind sie. Sie schließen sich ohne weiteres Nachdenken der dominierenden Gruppe an.

Bevorzugte Handlungsweise der Herdenmobber ist das Blockieren jeder Zusammenarbeit mit dem Opfer. Diese prinzipielle Vorgehensweise leitet sich aus der Unkenntnis des Herdenmobbers über den ursprünglichen Grund warum gemobbt wird ab.

Herdenmobber sind durchgängig selbst Opfer von Wortführern und Rädelsführern die die Gruppendynamik steuern.

Herdenmobber sind labile Rudeltiere.

Ganz anders verhält es sich bei den **Lustmobbern**. Sie tun es weil es ihnen Spaß macht. Lustmobber mögen es im Vordergrund zu stehen, für Unruhe zu sorgen und andere Leiden zu sehen.

Sie sind häufig auch Machtmobber und nutzen gerne Angstmobber geschickt aus.

Auch sie neigen zur Inszenierung von Tribunalen, auf denen das Opfer von den Kollegen fertiggemacht werden soll.

Lustmobber nutzen ihre Intelligenz für weitreichende Lügengeflechte und Intrigen. Sie sehen Erfolg im Chaos. Gibt es keinen Grund zu mobben, finden oder inszenieren sie einen.

Lustmobber sind gefährlich.

Es verpasst ihnen den gewissen Kick andere aus der Deckung heraus zu drangsalieren. Sie sind ideenreich, kreativ und mutig was ihre Vorgehensweisen anbelangt.

Die **Edelmobber** vertreten eine ganz besondere Menschenrasse. Sie geben sich "edel" und "gut", setzen sich vordergründig für die unschuldige Seite ein.

Sie treten als Helfer gegen das Böse auf und kompensieren häufig ihre mangelnde Sachkenntnis mit auffallend erhöhtem Engagement.

Sie sind wahre Täuscher!

Die eigene Person und die eigene Leistung wird permanent verbal aufgewertet, förmlich zelebriert und Vorgehensweisen des auserwählten Opfers, seien sie auch noch so gut, ohne weiteres Hinterfragen negativ kritisiert.

Andere Meinungen werden generell als feindseliger Angriff betrachtet und entsprechend geahndet.

Edelmobber spielen sich bei ihren Vorgesetzten als die großen aktiven "Wissensmenschen" auf, geben sich äußerst kompetent, wichtig und belesen.

Edelmobber in Führungspositionen treten vor ihren Untergebenen entsprechend als die "großen Macher" auf. Man sieht sie nur in feinem Zwirn.

Edelmobber lassen jede gewöhnliche Aufgabe zum vielgepriesenen Großprojekt erblühen. Sie sind Aufschneider, Großschwätzer, Prahler ersten Ranges.

Unabhängig des Mobbertyps lassen sich interessante äußere Verhaltensweisen finden.

Mit Ausnahme der offenen Mobber, die keinen Hehl aus ihren feigen Absichten machen, sind Mobber normalerweise perfekte Maskenträger, boshaft heimtückische Naturen die sich hinter ihren falschen Fratzen verstecken.

Da treffen wir auf sehr freundliche Mobber, gerne überfreundlich, schmierig freundlich, denen man auf den ersten Blick Gemeinheiten nicht zutrauen würde, oder korrekte Mobber deren Verhalten formal durchaus höflich und akkurat aussieht.

Die Emotionsmobber, die Verrücktmachmobber oder die Betroffenheitsmobber dagegen sind ekelhafte Spezialisten auf ihrem zweifelhaften Gebiet.

Die **Emotionsmobber** spielen gekonnt und gezielt auf der ganzen Bandbreite der Emotionen.
Zum Beispiel wird zuerst dem Opfer Antipathie signalisiert, dann wird dem Betroffenen glauben gemacht er sei überall unbeliebt, danach wird einem Dritten gegenüber tiefes Vertrauen ausgesprochen und gleichzeitig lautstark überzeugend großes Misstrauen dem Gemobbten gegenüber betont.

Emotionsmobber legen zuweilen eine filmreife Inszenierung von Weinausbrüchen hin, gefolgt von theatralischem Hinausrennen, natürlich aus Gründen, die angeblich das Opfer verschuldet.
Sie bewerten vor dem Team kleine Fehler des Betroffenen als riesengroßes Negativding und loben mittelmäßige Leistungen anderer überschwänglich.

Emotionsmobber sind einfallsreiche Schauspieler mit Hang zur Theatralik. Sie versuchen andere Menschen über Gefühle zu manipulieren. Dabei stehen ihnen eine ganze Reihe von emotionalen Erpressungsmöglichkeiten zur Verfügung. Nachstehend einige Beispiele:

- ➢ sie erzeugen Schuldgefühle
- ➢ sie stellen miese Vergleiche mit anderen Personen her
- ➢ sie drohen, dass es dem Opfer schlecht geht, wenn es sich nicht nach seinen Vorstellungen verhält
- ➢ sie werfen dem Opfer Egoismus vor
- ➢ sie erinnern ständig auch an kleinste Fehler aus der Vergangenheit oder bekannte Vorkommnisse aus dem privaten Bereich

Die **Verrücktmachmobber** müssen in zwei Rubriken eingeteilt werden.

1)Derbe Täter nehmen den geraden Weg. Da sie daran interessiert sind das Opfer zu schikanieren, kann der Betroffene machen was er will - es ist auf jeden Fall falsch. Er wird immer und regelmäßig mit einer üblen Klatsche traktiert, egal wie gut seine Leistungen sind.

2) Gerissene Täter verhalten sich unberechenbar. Auf üble Verbalattacken um das Opfer zu knicken folgen tags darauf freundliche, scheinbar verständnisvolle Töne. Eine üble Vorgehensweise, die das Opfer emotional auf Dauer ganz sicher zermürbt. Diese Mobberart ist einfach nur eklig.
Wer mit einem solchen Verrücktmachmobber (2) bereits einmal Bekanntschaft machen durfte, weiß wie abscheulich grauenhaft sich das als Betroffener anfühlt.

Die **Betroffenheitsmobber** sind selbst von der Bösartigkeit ihres Opfers überzeugt.
Sie sind die Hirnlosen unter dem MOB. Sie glauben das was ihnen vorgegaukelt wird, ohne hinterfragen. Ihre Ängste und Vorurteile gewinnen im Gruppendruck zusätzlich Auftrieb.
Wurden sie durch andere Kollegen im Vorfeld mit Parolen wie "Du wirst schon sehen was da auf dich zukommt..." aufgestachelt, beginnt ein Teufelskreis, der wiederum als " Beweis" für die Bösartigkeit des Opfers herangezogen wird.

Betroffenheitsmobber rennen in der Meute mit und glauben an das was sie tun.

Verschiedene Studien stellten fest, dass Vorgesetzte in über 50 % auf irgendeine Weise am Mobbing beteiligt sind.

Sie üben Psychoterror entweder selbst aus, sind maßgeblich im Kollektiv mit anderen Kollegen und Kolleginnen am Geschehen beteiligt, oder schauen dem Treiben tatenlos zu bzw. tolerieren es stillschweigend oder befürworten es insgeheim.

Firmenpolitisches Handeln von Vorgesetzten kann auch genereller Auslöser für Mobbing unter den Untergebenen sein. Wer Unmögliches von seinen Mitarbeitern verlangt, wird Reizzonen schaffen, die das Unternehmen langfristig wenig unterstützen.

Unter den mobbenden Führungskräften ist der Anteil der direkten Vorgesetzten doppelt so hoch, wie der Anteil der indirekten Vorgesetzten, egal ob das Mobbing einzeln oder gemeinsam mit anderen erfolgt.

Gemessen daran, dass die Anzahl der Vorgesetzten deutlich geringer wie die Zahl der Kollegen und Kolleginnen ist, wird die Brisanz dieses Ergebnisses der Studie deutlich.

Besonders schwache direkte Vorgesetzte bedienen sich hier gerne einer äußerst widerlichen Waffe:
Sie umgeben sich bewusst mit ausgesuchten, ihnen wohlwollend zugeneigten Untergebenen, um deren Verhalten dem Mobbingopfer gegenüber zu manipulieren.

Eine gefährliche Vorgehensweise!

Wiederum schwache Untergebene fallen überdurchschnittlich häufig auf die gespielte Maskerade durch ihren Vorgesetzten herein, fühlen sich sogar geschmeichelt, und lassen sich gegen den Kollegen benutzen.

Wobei wir wieder beim Mob - dem zusammengerotteten Pöbelhaufen, wären.

Bei der Frage über die Dauer der Betriebszugehörigkeit der Hauptmobber tritt ebenso Erschreckendes zu Tage.

Über 22 % von den Beschäftigten, die unfaire, feindliche, zerstörerische Vorgehensweisen Kollegen und Kolleginnen gegenüber ausüben sind länger als 20 Jahre im Unternehmen.
Man sollte sich diese Tatsache langsam auf der Zunge zergehen lassen.
Jeder Firmeninhaber, jeder Aufsichtsrat, alle obersten Führungsebenen dürften sich ernsthafte Gedanken über dieses offizielle Ergebnis einer schriftlichen Umfrage machen. Welcher wirtschaftliche und menschliche Schaden wird durch solche intrigante, gemeine, ihrem Arbeitgeber gegenüber wenig loyale Personen zugefügt?

Seinesgleichen verpesten lange Jahre das Betriebsklima, dezimieren Arbeitskraft, buxieren systematisch sauber unternehmerisch denkende Mitarbeiter aus der Firma um selbst am Sessel kleben zu bleiben.

Genau diese erhalten dann auch noch die "Ehrennadel in Gold" für langjährige positive Betriebszugehörigkeit. Womöglich mit einem dicken Bonuspaket.

Dem Treuen gebühren Lob und Ehre.

Warum sind Firmenbosse nur so blind? Schließlich geht es um ihren Profit.
Man kann`s nicht verstehen.

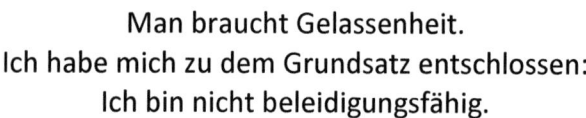

Man braucht Gelassenheit.
Ich habe mich zu dem Grundsatz entschlossen:
Ich bin nicht beleidigungsfähig.

Manfred Rommel

2 Die Folgen

Es erscheint logisch, dass mit zunehmender Mobbingdauer die Anzahl der Mobbingfolgen zunimmt. Wenig Beachtung findet leider die Tatsache, dass auch kurze Mobbingprozesse gravierende Spuren bei Betroffenen hinterlassen. Es ist nicht zu leugnen, Mobbingopfer, Mitmenschen unserer noblen Gesellschaft, werden regelrecht demontiert.

Arbeitnehmer die ins Visier von Mobbern geraten kämpfen zunehmend mit starker Verunsicherung und Misstrauen jedem gegenüber. Die tiefe Abgeschlagenheit und die kraftlose innere Leere wird eine Weile mutig unterdrückt. Generelle Traurigkeit stellt sich ein. Es folgen Konzentrationsmängel und Denkblockaden, was den rasanten kontinuierlichen Leistungsverlust einläutet.

Opfer werden von Angstzuständen verfolgt. Mobbing ist Auslöser für den Verlust an Selbstvertrauen, Zweifel an den eigenen Fähigkeiten, Hilflosigkeit, Einsamkeit, Nervosität.

Mobbingopfer ziehen sich zurück.

Kollegen die Mobbing über sich ergehen lassen müssen fühlen sich gereizt und aggressiv.

Diffuse Schuldgefühle treten besonders häufig auf.

Nach vorliegenden Zahlen muss davon ausgegangen werden, dass ein nicht geringer Teil von Mobbingopfern ernsthaft erkranken.

Die meisten Mobbingopfer kündigen innerlich, schon kurze Zeit nach Beginn der Angriffe, was den gedanklichen sozialen Abstieg bereits einleitet. In dieses Szenario eingestiegen dreht sich die Spirale unaufhaltsam abwärts, sofern dem Tun nicht rechtzeitig Einhalt geboten wird.

Ärzte führen ein breites Spektrum an erschreckenden Krankheitsbilder, die auf Mobbing zurückzuführen sind auf: Typisch sind plötzliche Stresssymptome wie Kopfschmerzen, Schlafstörungen, Migräne-Anfälle und Atemnot, die relativ schnell auffallen.

Im anhaltenden Verlauf werden Neurodermitis und Lähmungserscheinungen genannt. Die Liste erweitert sich je nach Konstellation bis hin zu schwerwiegenden Erkrankungen.
Anhaltende Depressionen, Magengeschwüre, Dauer-Bluthochdruck und sogar Krebserkrankungen sind einwandfrei mehrfach und amtlich bestätigt.

Es muss ein Alarmsignal sein!
Mobbing ist keine Lappalie!

Mobbing gefährdet die persönliche und soziale Sicherheit der Betroffenen. Der ganz menschliche Wunsch nach Anerkennung, Sicherheit und Gruppenzugehörigkeit wird hintertrieben. Mobbing grenzt Opfer aus der Gesellschaft aus, zerstört Familienglück, bricht Lebensfreude. Es treten je nach Grundstabilität der betroffenen Personen massive physische und psychische Gesundheitsprobleme auf. Krankschreibungen sind die Folge.

Die Frage, warum Arbeitgeber bis heute nicht mehr gegen das Phänomen Mobbing unternehmen dürfte mehr als berechtigt sein.

Eine hohe Anzahl der Betroffenen wird auf Grund vorangegangenen Mobbings arbeitslos.

Diese existenzielle Bedrohung in Verbindung mit der erlebten erniedrigenden Ohnmacht kann reell gesehen nicht ohne Auswirkungen auf die Persönlichkeit eines Opfers bleiben.

Vor diesem Hintergrund wundert es nicht, dass sich für Dreiviertel der Mobbingopfer dieses Erlebnis nachhaltig negativ auf die berufliche Weiterentwicklung auswirkt.

Traurige Tatsache ist, das kommt zum ganzen Dilemma hinzu, dass häufig Ursache und Wirkung auf den ersten Blick verwechselt wird beziehungsweise von der Mobberclique ausgehend entsprechend dargestellt wird.

Die durch andauernde Mobbinghandlungen entstehenden Verhaltensauffälligkeiten der Gemobbten werden im Laufe des Mobbingprozesses als Begründung für das Mobbing umdefiniert. Eine Tragik mit schrecklicher Tragweite. Denn hiermit werden Mobbingopfer zusätzlich zu Betrogenen. Das Opfer wird erneut vor den grausamen Karren der Gemeinheit gespannt. Der Ruf in der Firma wird mit solchem Vorgehen durch die Täter (erneut) schwer beschädigt und löst unter Umständen eine neue Mobbingwelle auf das Bereits-Opfer aus.

Am Rande bemerkt, auch wenn persönlichkeitsbedingte Merkmale als Auslöser für Mobbing vorstellbar wären, rechtfertigt dies noch lange keine soziale Isolierung und Zerstörung beruflicher Existenzen.

Im Privatleben setzt sich der Leidensweg der Gemobbten Personen fort. Streit in der Familie wegen "Unlust auf alles" und "mieser Laune" bleibt meist nicht aus. Dazu kommen eventuell finanzielle Probleme, allgemeine Unzufriedenheit, soziale Isolation.

Wie beschrieben, zieht Mobbing für die Betroffenen auf unterschiedlichen Ebenen weitreichende Folgen nach sich während die Täter unbestraft ihr Wesen weitertreiben.

Das ist die Realität!

Ist der aktuelle ungeliebte Mitarbeiter von dem oder von den Mobbern erfolgreich "beseitigt" wird die nächste Person, die eine gleiche Stelle antritt, ins Visier genommen. Diese Vorgehensweise wird, sofern sie unerkannt bleibt, beliebig fortgesetzt. Viele Fälle beweisen, dass sich mit derart gezielten, wiederholten Vorgängen Übeltäter jahrelang in der Firma "über Wasser" halten.

Was zweifelsohne dem Unternehmen ebenfalls einen erheblichen Schaden zufügt. Man bedenke nur die auflaufenden Kosten für die Findung eines entsprechend qualifizierten neuen Mitarbeiters, das erniedrigtes Leistungspotenzial über die Dauer der Einarbeitungszeit, die erneute Leistungsbremse wegen Wiederauflebens des Konflikts, die Schädigung des Firmenansehens wegen hoher Fluktuation.

Spricht man mit Führungspersonen über den Grund warum ausgemachte Mobber firmenseitig nicht umgehend gestellt, abgemahnt oder gekündigt werden, kommt die häufige Aussage "wegen Personalmangel" eher schwammig daher.

Die wenigen Erkenntnisse über eventuelle Auswirkungen auf die Mobber, insbesondere darüber, ob und inwieweit Arbeitgeber später gegen sie vorgegangen sind, wirken ernüchternd. Vermutungen aufgrund der vielen Mobbingberichte in denen Arbeitgeber kein Gehör zeigten oder keine Möglichkeit zur Abhilfe sahen bzw. den Krieg zwischen den Kollegen als Lappalie abtaten, geben hierzu Anlass zur berechtigen Sorge.

Nachstehend noch einmal die häufigsten Folgen von Mobbing auf einen Blick.

Erste Anzeichen für Mobbing

- ➢ Demotivation
- ➢ Niedergeschlagenheit
- ➢ Innere Kündigung und Minderleistung
- ➢ Kopfschmerzen
- ➢ Schlafstörungen
- ➢ Bluthochdruck
- ➢ Atemnot
- ➢ Herzrasen
- ➢ Magen- und Darmentzündungen
- ➢ Muskelverspannungen
- ➢ Kreuzschmerzen
- ➢ Körperfehlhaltungen
- ➢ Verlust des Selbstvertrauens
- ➢ Hitzewallungen, Schweißausbrüche
- ➢ Weinkrämpfe

Erkrankungen im fortgeschrittenen Mobbing

- ➢ drastischer Leistungsabfall
- ➢ zunehmende Verhaltensauffälligkeiten
- ➢ wiederholte Krankmeldungen
- ➢ Magengeschwüre
- ➢ anhaltende Depression
- ➢ starker Gewichtsverlust
- ➢ Rückzug aus dem sozialen Leben, Abschottung
- ➢ Angstzustände bis hin zu Suizidgedanken
- ➢ Krebsleiden infolge von Mobbing

Es soll hier keinerlei Anspruch auf die Vollständigkeit der gesundheitlichen Folgen von Mobbing bestehen.

Mobbingopfer gehen einen grausamen Dornenweg, gespickt von tragischen Ungerechtigkeiten, weil bestürzend bösartige unfähige Mobbermenschen als Götter akzeptiert werden und in unserem hochwirtschaftlich angesehenen Turbo-Arbeitssystem Führungsdefizite Standard sind.

~~~~~~

Mobbing demontiert
Mobbing isoliert
Mobbing macht krank

~~~~~~

3 Die Macht der Mutigen

Jeder Gemobbte sucht händeringend nach Möglichkeiten diesem ausgemachten Pöbelhaufen zu entkommen. Auch darüber wurde in den letzten Jahren viel geforscht.

Leider hat bisher keiner der aktiven Theoretiker den goldenen Schritt-für-Schritt-Plan aufgelegt.
Gäbe es ein derartiges Rezept, müssten Opfer vermutlich nicht reihenweise desillusioniert und am Ende fluchtartig ihren Arbeitsplatz verlassen.

Grundlegend werden von Betroffenen, je nach Menschentyp zwei unterschiedliche Richtungen verfolgt.
Die Ruhigen, Stillen, Gutmütigen reagieren auf Mobbing meist zunächst passiv indem sie sich nach außen wenig anmerken lassen, still verhalten und scheinbar die Ruhe bewahren.

Sie ignorieren die Situation.

Das dürfte etwa ein Fünftel aller Betroffenen sein. In ihren inneren Selbstgesprächen jedoch befassen sie sich weiter und intensiv mit bestimmten Vorfällen. Es lässt sie nicht mehr los. Es schmerzt. Sie versuchen "irgendwie" durchzuhalten, ohne anzuecken, ohne Aufsehens davon anzustellen. Ihre Strategie besteht darin die Situation möglichst zu ignorieren, sich auf die Arbeit zu konzentrieren, in der Hoffnung alles wird sich von selbst legen.

Die Vogel-Strauß-Methode also.

Andere Mobbingbetroffene verhalten sich dagegen nicht so passiv. Sie versuchen nach einiger Zeit der ungerechten Behandlung aktiv dem Thema zu begegnen indem sie sich verbal verteidigen um eine Aussprache mit dem oder den Mobbern herbeizuführen.

Beide Strategien können unter bestimmten Voraussetzungen durchaus erfolgreich sein.
Unter bestimmten Voraussetzungen!

Ein wesentlicher Bestandteil eines Mobbingprozesses ist es jedoch, dass es den Opfern sehr schwer gemacht wird, sich gegen die Feindseligkeiten zu wehren.

Passives Verhalten des Betroffenen etwa, reizt den Mobber zu verstärkten Handlungen, was den Druck auf das Opfer noch erhöht. Der Betroffene sieht sich in einer wachsenden Spirale der psychischen Vernichtung.

Kommt es zu Aussprachen, scheitern diese meistens an der Tatsache, dass Mobber in derartigen Gesprächen den Gemobbten unterstellen, sie seien nicht verhandlungsbereit und akzeptierten nur Lösungen, in denen sie, die Gemobbten, als Sieger hervorgehen. Mobbingschikanen werden von den Tätern bagatellisiert oder sogar in den Fantasiebereich des Betroffenen geschoben.
Es wird gelogen, vertuscht, verwiesen.
Gegen einen Lügner ist schwer anzukommen, außer man schafft es, ihn nachweislich zu entlarven.

Es kommt auch vor, dass Täter bei einem Aussprachetermin mit Vorgesetzten (wenn der Vorgesetzte nicht Beteiligter ist) sich ohne Worte, ohne jeglichen Kommentar, der Situation entziehen, indem sie ein Gespräch gar nicht aufkommen lassen - sie weigern sich Stellung zu nehmen.

Menschen, die zu Mobbinghandlungen fähig sind schrecken vor Lügen nicht zurück!

Interessanter Weise kamen mehrere unabhängig voneinander durchgeführte Umfragen in diesem Punkt zu dem gleichen Ergebnis.

Im Grunde sind Mobbingopfer solange chancenlos, bis sie mehrere eindeutige Beweise, schwarz auf weiß, auf den Tisch legen. Und das ist sehr schwer.

Denn der Mob kennt keine Skrupel!

Für ihn existieren Attribute wie "Fairness", "Ehrlichkeit" oder "Gewissen" nicht. Aufgrund eigener persönlicher Schwächen, Defizite der eigenen Person, greifen Mobber zu Schikanen an anderen. Sie verwenden einen Großteil ihrer Kraft dazu sich selbst zu behaupten, entwickeln eine erstaunliche Kreativität um ihre eigene Unfähigkeit zu verschleiern und spinnen dabei filmreife Lügengeflechte.

Lügner sind aalglatt.

———————————————————————————

Mobber sind einfallsreiche Egoistiker ohne Skrupel.

———————————————————————————

Ein ehrlicher, aufrichtiger, loyaler Mitarbeiter, Chef oder Kollege (oder Kollegin) wird sich niemals für Mobbingspiele hergeben.
Ein Mensch, der seine Aufgabe beherrscht, der Herausforderung seiner Stelle gewachsen ist, braucht das nicht. Eine Person mit Niveau setzt auf sein Können. Sein Horizont erkennt den Schwachen und begegnet böswilligen Angriffen mittels seiner Intelligenz überlegt, verbal eindeutig und mit sicherem Auftreten.

Mobber hingegen sind bis auf wenige Einzelfälle ausnahmslos Krieger der Hilflosigkeit.

Das muss man einfach wissen.
Wären die Kräfte der Gegner, also dem oder den
Mobbern und dem oder den Gemobbten aus der
Natur heraus verteilt - ständen die Sieger außer Fra-
ge. Kompetenz, Firmenloyalität, Fleiß, Einsatzfreude,
Intelligenz, würden gewinnen.
Im Mobberkrieg jedoch spielen Angst, Unterlegen-
heitsgefühl, Unfähigkeit, Neid, Missgunst eine tra-
gende Rolle, was nur mit einer ausgefeilten Kriegs-
strategie, nämlich Mobbing, zum Lorbeerkranz führt.

**Wer gemobbt wird, kann etwas, hat etwas, weiß
etwas oder ist etwas, was andere gerne hätten oder
was die andern stört.**

Kein Grund also die Flinte gleich ins Korn zu werfen.

~~~~~~~~~~~~~~~~~~~~~~~~~~~~~~~~~~~~~

Wer einmal richtig gemobbt wurde wird das elende
Gefühl nicht so schnell wieder vergessen.
Arbeit bedeutet nicht ausschließlich wahrhaftige
Freude. Das ist jedem Erwerbstätigen gut bekannt.
Dass nicht alles so verläuft wie gewünscht und ge-
plant gehört zum Arbeitsleben dazu. Das ist normal
und soll nicht das Thema dieses Ratgebers sein.

Zu einem Wochenendbesuch bei Freunden brechen
wir in der Regel entspannt auf. Auf dem Weg zum
Arbeitsplatz dagegen trifft so manchen von uns all-
morgendlich bereits den blanken Schauder. Dann
nämlich, wenn uns anstatt freundlich grüßende Mit-
streiter, ein Haufen ambitioniert boshafter Antikolle-
gen und -kolleginnen erwartet.

Mobbing wird sich nicht gänzlich verhindern lassen. Jedoch kann ein bestimmtes Verhalten des Angegriffenen dem Angreifer seine Grenzen aufzeigen, ihn überführen, die Situation klären oder ein zumindest normal kollegiales Verhältnis aufbauen.

Wer seine eigenen Fähigkeiten unterschätzt - wird den Gegner Mobbing überschätzen.

Liebe Leute, jeder von ihnen, der sich seines Könnens bewusst ist, braucht Mobbing nicht zu fürchten. Pfiffige, kluge, versierte Mitarbeiter trifft Mobbing aus der Natur der Sache heraus überdurchschnittlich oft.

Im Schnitt kommt ein hochmotivierter, kompetenter und aus Firmensicht wertvoller Arbeitnehmer auf neun Durchschnittliche. Dieser Dampfkessel muss brodeln. Die Mehrheit der Neun kämpft mit Neid, Angst und Missgunst. Der Eine stört die gemütliche Runde. Man sucht nach einem Weg ihn loszuwerden.

Die Methode Mobbing liegt nahe.

Mobbing ist die Waffe der Unfähigen, der Dummen, Bescheuerten, Hilflosen unter den Kolleginnen und Kollegen. Wen panische Angst vor seinem Versagen quält, wer seinen Neid und seine Missgunst mit eigenem Selbstwertgefühl und Können nicht kompensieren kann, muss kreativ sein.

Mobbing ist kreativ!

Dauerhaftes tatenloses Einstecken, Stillschweigen, Ignorieren - hilft dem Opfer nicht.
Ein Opfer das sich nicht wehrt, gibt sich selbst auf!

Wer sich selbst zum Opfer macht, der bleibt es auch!
Auch übertriebene Freundlichkeit, in der Hoffnung, dass der bzw. die Mobber aufhören zu schikanieren,

ist die falsche Reaktion auf Mobbing und keine Mob-
bing-Hilfe.

Gemobbte müssen frühzeitig die Offensive ergreifen.
Je früher man das macht, desto größer ist die Chance
den Konflikt im Keim zu ersticken.

Zeigen sie als Angegriffener den Mobbertypen ihre
Stärke!
Hissen sie die Flagge zum Kampf!
Treten sie dem Gegner selbstsicher und klar, mit Herz
und Verstand, überlegenem Können und Ruhe gegen
das Schienbein. Denn genau davor fürchten sich die
bedauerlich hilflosen Naturen am meisten.

Und packen sie ihr Durchhaltevermögen aus.
Sie brauchen es jetzt.

Mobbing ist die bevorzugte Waffe der Unfähigen!

3.1 Grundregeln auf einen Blick

Nachstehend zusammengefasst Vorschläge wie sich Opfer selbst schützen können.

Inwieweit diese Vorgehensweisen von Erfolg gekrönt, gegebenenfalls sogar zur Lösung des augenblicklichen Problems beziehungsweise zum Ende der aktuellen Mobbinghandlungen zu führen im Stande sind, hängt von verschiedenen Faktoren und den einzelnen Beteiligten oder Tätern ab.

Grundlegend kann jedem Betroffenen folgendes angeraten werden:

Regel Nr. 1
Bleiben sie cool. So cool es eben geht. Bewahren sie möglichst ihre Ruhe. Das ist nicht leicht! Aber in aufgeregtem Zustand Gegenmaßnahmen zu unternehmen ist nicht klug. Denn der Täter erwartet gerade diese Reaktion auf seine Mobbinghandlung.

Regel Nr. 2
Verzichten sie als Opfer auf verbale Rundumschläge. Nicht alle in ihrem Umfeld müssen zwangsmäßig gleich denken auch wenn sie sich nicht dazu äußern. Sie treffen damit auch Unschuldige und vielleicht sogar Freunde. Der Täter wartet nur darauf, dass sie loslegen. Also bitte: erst Denken, dann Handeln

Regel Nr. 3
Beobachten und analysieren sie alle Kollegen in ihrem Umfeld sorgfältig. Vielleicht entdecken sie erstaunliches. Zum Beispiel ob Mobber selbst auch Feinde haben, welche Parteien es gibt, ob ihr Täter auch andere mobbt. Entwickeln sie ihre Beobachtungen weiter und schmieden sie im Stillen einen Plan.

Regel Nr. 4

Suchen sie Hilfe und Verbündete. Innerbetrieblich bei der Firmenleitung, beim Betriebsrat oder Kollegen denen sie vertrauen, außerbetrieblich zum Beispiel bei einem Coach, bei Therapeuten, oder auch bei einem Fachanwalt.

Regel Nr. 5

Bleiben sie wachsam und rechnen sie mit eigenen Fehleinschätzungen. Nicht alles was auf den ersten Blick scheint, muss unbedingt richtig sein. Überprüfen sie ihre Beobachtungen regelmäßig.

Regel Nr. 6

Strengen sie sich an ihre Aufgaben bestmöglich zu erledigen. Zeigen sie dem oder den Mobbern was sie können. Ihre eigene Kompetenz ist unschlagbar und bläst dem Mob elend ins Gesicht. Sammeln sie Beweise! Sie werden diese irgendwann und plötzlich brauchen. Schriftliche Beweise fein säuberlich chronologisch sortiert, mit Datum versehen, die wesentlichen Punkte markiert, können im Zweifel ihr Arbeitsleben retten.

Regel Nr. 7

Sie brauchen Entschlossenheit. Treten sie klar und standfest auf. Zeigen sie keine Unsicherheiten. Bieten sie dem Mobber ihre Stirn. Sprechen sie ihn sofort auf seine Schikane an. Fragen sie sofort nach, warum er das tut.

Verwenden sie dazu die offene Fragetechnik. Zum Beispiel: "Warum sagen sie das zu mir…", "Wieso meinen sie das….", "Weshalb tun sie das…"

Fragen also, die der Mobber nicht einfach mit "ja" oder "nein" beantworten kann.

Regel Nr. 8

Überprüfen sie ihr inneres Gemüt. Fühlen sie sich zu sehr verletzt, dann treffen sie umgehend eine endgültige Entscheidung.
Auch dann wenn sie schmerzhaft ist.

~~~~~~

Lieber ein Ende mit Schrecken
als ein Schrecken ohne Ende.
Keine Firma der Welt ist es wert sich zu opfern.
Jedes Ende birgt ein Neubeginn.

Hedwig Maria Lutz

~~~~~~

Unter uns gesagt:

Wenn keine Verbündeten unter den Kollegen aufzuspüren sind, der Vorgesetzte mit von der Mobber-Partie ist und der Oberboss den Namen Trottel trägt, dann ist diese Firma ihren Einsatz, ihr ehrliches Engagement für ein positives Firmenergebnis nicht länger wert. Soll sich dieses Unternehmen den Gewinn doch weiterhin von dem Pöbel versauen lassen.

Harte Worte, gewiss, aber solange kraftlos kränkliche Mobbingbetroffene sich vor der "Macht" der elenden Peiniger, die in Wirklichkeit "Schwäche" heißt, ducken wird sich nichts bewegen.

Mobbing ist das Gewächs der Schwachen.
Solange kluge Mitarbeiter es überschätzen und Firmeninhaber es unterschätzen werden die Mobber ernten.

Bist du zum Opfer des Mob erkoren,

dann bist du GUT.

Wärst du SCHLECHT,

dann würde dir diese Ehre nicht zuteil.

Hedwig Maria Lutz

3.2 Gemeinsam gegen den Mob

Noch eine Bemerkung zu uns als Kollegen.

Für unbeteiligte "Zuschauer", die Zeuge von Mobbing werden und sich nach einiger Beobachtung sicher sind, dass ihre Einschätzung der Situation stimmt, ist es menschliche und kollegiale Pflicht zu handeln und Hilfe zu leisten.

Wegschauen und ignorieren ist feige.

Im Übrigen machen sich solche Kollegen mitschuldig.

Viele Opfer sind dankbar für ein angebotenes einfühlsames Gespräch mit einem unbeteiligten neutralen Kollegen. Vertrauensaufbau ist für Opfer in dieser Situation sehr wichtig. Ein offenes Ohr, ein gutes Wort, zur richtigen Zeit, kann Wunder wirken.

Vielleicht können Antworten auf einige Fragen gemeinsam erarbeitet werden oder der Kollege erfährt, was sich das Opfer wünscht, wie es sich eine Hilfe vorstellen könnte oder mit wem aus dem Team noch darüber gesprochen werden kann.

Unsere Arbeitswelt braucht eine gemeinsame Vision! Geschlossenheit im Vorgehen gegen Mobbing am Arbeitsplatz geht alle an.

Wenige Mitarbeiter sorgen dafür, dass etwas geschieht, viele Mitarbeiter sorgen dafür, dass nichts geschieht, viele Mitarbeiter sehen zu, wie etwas geschieht, und die überwältigende Mehrheit hat keine Ahnung, was überhaupt geschehen ist.

Unbekannt

---

4 Mit der Führung in einem Boot

Eine ernsthafte, nachhaltige Verbesserung von Mobbing am Arbeitsplatz kann nur durch eine tiefgreifende Wurzelbehandlung stattfinden, da sind sich Fachleute längst einig.

Betriebsinterne Anlaufstellen, wie der Betriebsrat, Gewerkschaft, Angehörige der Firmenleitung, Unternehmens-Konfliktberater, Gleichstellungsbeauftragte, sie alle tun sich mit Lügengestalten ebenso schwer wie jeder andere rechtschaffene Mensch. Leider fehlt oft die Zeit für ausführliche Gespräche oder geschultes Personal. Dazu kommt, dass Unterstützung von Betriebsseite leider auch heute noch bei weitem nicht die Größe bietet, die sich ein Betroffener wünscht und die er unbedingt braucht. Mobbing ist bis heute ein Schattenphänomen. Wenig beachtet, unterschätzt, flach gehalten.

Die Führung in Firmen muss endlich aufhören wegzuschauen.
Unternehmer sind gefordert ihre Mitarbeiter besser vor Mobbing zu schützen.

Externe Anlaufstellen wie die Familie, verschiedene Selbsthilfegruppen, Therapeuten etc. geben dem Betroffenen zwar einen gewissen Halt aber das eigentliche Problem kann durch sie nicht gelöst werden.
Nur eine Wurzelbehandlung kann Mobbing ernsthaft bekämpfen.

Nun, die Umsatzgier scheint so manchen Unternehmerkopf und Macht-Manager zu blockieren. In den oberen Etagen sind Selbstsucht, Weltfremde, Gutsherrenart und Arroganz leider einschlägig etabliert. Unter den Obergurus finden sich selbstherrliche eitle Fatzkes reihenweise. Wachstumstreiber befassen sich mit Zahlen, nicht mit den Menschen die diese Zahlen erwirtschaften.

Und hier liegt ein dickes Problem.
Die Machthaber in den obersten Etagen sind weltfremd geworden. Ihre dicken Geldbörsen sind gefüllt.

Es ist ein Luxusproblem der Satten, das Mobbing unterschätzt!

Völlig unterschätzt. Oder, weil lästig langweilig, es links liegen lässt.

Die eigentliche Schmutzarbeit erledigen die gemeinen Mitarbeiter.
Sie sind es, die redlich, pünktlich, gewissenhaft, Tag für Tag ihre Aufgabe erfüllen und zum Wohle, zum Fortkommen und zur Gewinnmaximierung des Unternehmers antreten.

Nur wenn alle Arbeitgeber endlich entschlossen gegen den Pöbelhaufen vorgehen, wird der Mob in seine Schranken verwiesen.

Dazu ist es notwendig der Führungsebene die tatsächliche Brisanz des Problems deutlich und unaufhörlich aufzuzeigen. Es ist wichtig, dass betroffene Mitarbeiter noch mehr und frühzeitig aufstehen, Täter demaskieren, gegen Gemeinheiten rebellieren, den Mob beim Namen nennen.

Leute macht eure Erfahrungen publik! Duckt euch nicht länger! Nennt die Mobber in eurem Umfeld rigoros und laut beim Namen, so lange bis Unternehmer handeln!

In der Unternehmensführung liegt der Schlüssel für eine entscheidende Verbesserung. Der Witz dabei ist, dass jede Firma durch gesenktes Mobbingverhalten eine glückliche Ergebnissteigerung erleben dürfte. Weniger Stress, dafür mehr Erfolg. Was kann einem Arbeitgeber besseres passieren?

Betriebe sind ebenso Opfer wie gemobbte Mitarbeiter.

Jeder reelle fähige Firmeneigner wünscht sich ein positives Betriebsklima, zufriedene motivierte Mitarbeiter, ein vollumfänglich ausgeschöpftes Arbeitspotential und damit höchst möglichen Erfolg.

Also, liebe Gemobbte:
Fassen sie den Mut!
Stehen sie auf!

Sprechen sie das leidige bedrückende firmenschädigende Thema bei ihrem Brötchengeber an. Klopfen sie, wenn es sein muss, an die Tür ihres Firmenbosses. Schildern sie ihr Problem, denn es ist auch sein Problem. Benennen sie es beim Namen, deutlich, klar, mit hieb und stichfesten Beweisen in der Hand und sachlichem, aufrechtem Ton.

Ein realistischer fairer Führer wird einem aufgeschlossenen Mitarbeiter in dieser Angelegenheit zuhören, über Abhilfe nachdenken und Hilfestellung anbieten. Tut er das nicht - ist diese Firma ihre Arbeit, ihr ehrliches Engagement, ihren Krafteinsatz - wie bereits erwähnt - nicht dauerhaft wert. Setzen sie für einen Arbeitsplatz ihre Gesundheit nicht aufs Spiel.

Warum ich ihnen das so eindringlich verkünde?

Das Ergebnis einer Umfrage bringt es auf den Punkt. Mobbingopfer gehören überdurchschnittlich häufig zur Gruppe der Gutmütigen, zu den stillen Duldern und Schaffenden.

Nachstehend die Tabellenauswertung über "Innere Bewältigungsstrategien von Gemobbten". [4]
So versuchten Betroffene die Situation zu meistern:

18,8 % Ignorierung der Situation
18,5 % auf Arbeit konzentriert
16,8 % Meidung der Mobber
11,3 % innere Stärke aufgebaut
 8,8 % Versuch, irgendwie durchzuhalten
 5,3 % Alkohol, Medikamente
 4,8 % Krankschreibung
 3,7 % über Mobbing informiert

Die Umfrage befördert es zu Tage: Viele Opfer ducken sich, nehmen ihre Opferrolle stillschweigend an, leiden, ziehen sich zurück, nehmen eigene Nachteile in Kauf, verlieren, werden krank.

Die Firmenleitung erfährt von diesem still geduldeten, verhängnisvollen Vorgang oft nichts. Das dürfte ein Mitgrund warum Unternehmensleitungen das Thema unterschätzen sein. Auch dem wendigsten, aufmerksamsten, arbeitnehmerfreundlichsten Chef entgehen stille Vorgänge im Unternehmen. Er ist auf eine offene Kommunikation, gerade von Problemen, angewiesen. Gemobbte sollten nicht warten, bis der Mobber beim Chef mit seiner Vernichtungsversion vorstellig war.

Agieren ist besser als reagieren.

Es kam in Vergangenheit mehrfach vor, dass sich Chefs unwissend der Vorgänge in der Firma wunderten, warum eigentlich "gute" Mitarbeiter plötzlich das Unternehmen verlassen.
Interessant ist darüber hinaus, dass viele der stillen Opfer eben dieses Stillsein im Nachhinein bereuen.

Fragt man nach, wie Gemoppte beim nächsten Vorfall reagieren würden, hört man überwiegend diese Varianten:

> - Ich würde mich massiver zur Wehr setzen
> - Ich würde Kollegen offen darauf ansprechen und um Hilfe bitten
> - Ich würde früher diesen Arbeitsplatz aufgeben
> - Ich würde eher arbeitsrechtliche Schritte erwägen

Es ist zu drehen wie man möchte, Tatsache ist, dass die überwiegende Anzahl aller Mobbingbetroffenen früher oder später den Arbeitsplatz entweder entnervt freiwillig aufgeben oder unternehmensseitig gekündigt werden.

Grundsätzlich, das ist leider so, ist ein Arbeitsverhältnis nach einem erfolgten Mobbingvorgang in irgendeiner Weise gestört. Selbst in Fällen einer zunächst gütlichen Auseinandersetzung. An jeder Geradeso-Lösung bleibt ein Restgeschmack von Negativem haften, was sich auf die Motivation der Betroffenen auswirkt und letztlich irgendwann trotzdem zu einer Trennung führt.

Unternehmen die bewusst und aktiv das Phänomen Mobbing am Arbeitsplatz realistisch einschätzen, dagegen vorgehen, eingreifen, Strategien zur Vorsorge entwickeln, dürfen sich eines erfrischend positives Betriebsklimas erfreuen. Eine erfolgversprechende glückliche Win-Win-Konstellation entsteht.

Wie war das nochmal mit der gemeinsamen Vision?

4.1 Die Pflicht der Unternehmen

Schafft ein offenes Gespräch mit der Firmenleitung keine Veränderung und das Mobbing geht weiter, das Opfer möchte unbedingt diesen bedauernswerten Arbeitsplatz trotzdem nicht freiwillig verlassen, kann nur noch eine höhere Stelle Abhilfe schaffen.

Jedem Opfer steht ein Recht auf Beschwerde zu.

Das Betriebsverfassungsgesetz (§ 84 I Betr.VG) erlaubt jedem Arbeitnehmer, sich über ungerechte Behandlung bei dem Arbeitgeber zu beschweren. Dieser muss dann die Beschwerde für zulässig oder unzulässig erklären und im ersten Fall für eine Verbesserung der Situation sorgen. Das kann beispielsweise durch die Androhung oder Aussprache einer Abmahnung an den Mobber (oder die Mobber) oder seine Versetzung oder Kündigung geschehen.

Nach § 85 I Betr.VG kann das Beschwerderecht auch beim Betriebsrat eingelegt werden. Der muss sich dann mit dem Arbeitgeber in dieser Sache auseinandersetzen.
Das Recht sagt, dass es sich bei vielen Mobbinghandlungen außerdem um einen Strafbestand handelt, bei dem das Opfer den Mobber anzeigen kann.

Der Arbeitgeber kann unter Umständen ebenfalls auf Schadensersatz und sogar auf Schmerzensgeld angeklagt werden, sofern er Hilfe nachweislich unterlässt.

Jeder Arbeitgeber ist nämlich per Gesetz verpflichtet seiner Fürsorgepflicht dem Mitarbeiter gegenüber nachzukommen.

Dem Mobbingopfer stehen also auch rechtlich einige Möglichkeiten zur Verfügung.

Allerdings muss sich jeder Betroffene im Klaren darüber sein auf was er sich in diesem Fall einlässt.

Ein Arbeitskampf mit dem Arbeitgeber bedeutet einen langwierigen und zermürbenden Prozess mit unsicherem Ausgang. Im Hinblick darauf, dass größere Unternehmen eigene Rechtsabteilungen unterhalten, gleicht ein Rechtsstreit zwischen Arbeitgeber und Arbeitnehmer meist einem Gefecht zwischen David und Goliath.

Dazu kommt, dass man sich ernsthaft fragen muss, ob und wie die tägliche Situation am Arbeitsplatz während und nach einem solchen Verfahren aussehen kann.

5 Daten und Fakten

Und nun lade ich sie doch noch auf eine kleine Reise in die nüchterne Zahlenwelt zum Thema ein.

Die Werte stammen aus dem mehrfach angesprochenen Mobbing-Report aus dem Jahr 2002 und verdeutlichen die Brisanz der Thematik.

Nachstehend ein Auszug aus:
Bärbel Meschkutat, Martina Stackelbeck, Georg Langenhoff erstellten die Representativstudie für die Bundesrepublik: Der Mobbing-Report-Repräsentativstudie für die Bundesrepublik Deutschland / 2002 / Wirtschaftsverlag NW, Dortmund 2002, ISBN 3-89701-822-5:

Mehr als jeder neunte Erwerbstätige wurde im Laufe des Berufslebens mindestens einmal von Mobbing betroffen.
Frauen tragen generell ein um 75 % höheres Risiko Mobbingopfer zu werden als Männer.
Berufseinsteiger und Auszubildende sind ebenso von Mobbing deutlich stärker betroffen.

In 38,2 % der Fälle waren Vorgesetzte die alleinigen Mobber. In 12,8 % mobbten sie gemeinsam mit Kollegen. 20,1 % der Kollegenmobber taten es im Kollektiv. 22,3 % der Kollegenmobber waren Einzeltäter.

In 66 % der Fälle hat es im gleichen Betrieb bereits andere und mehrere Mobbingfälle gegeben und in 3 von 5 Fällen gab es zeitgleich weitere Betroffene.

Bei 98,7 % der Opfer wirkten sich die Schikanen auf das Leistungsverhalten (wie Demotivation, Misstrauen, Verunsicherung, sozialer Rückzug) aus.

43,9 % der Betroffenen erkrankten in Folge von Mobbing, davon fast 50 % für mehr als 6 Wochen.

Der typische Mobber ist männlich, Vorgesetzter, zwischen 35 und 54 Jahre alt und zählt zu den langjährig beschäftigten.

Arbeitsrechtliche Schritte, also Kündigung von Seiten des Arbeitgebers trafen deutlich häufiger die Betroffenen als die Verursacher.

65,3 % der Mobbingfälle geschahen in Unternehmen mit schlechtem bis miserablem Arbeitsklima.

In knapp 50 % der Betriebe in denen gemobbt wurde herrschen starre Hierarchien.

55,1 % der Betroffenen machten Termindruck als Auslöser verantwortlich. 55,0 % Unklarheiten in der Abteilung/Belegschaft und 50,3 % zu wenig Transparenz .

In fast 33 % der Betriebe fanden Mobbing in Zeiten von firmenbedingten Umstrukturierungen statt.

In 27,5 % der Fälle folgte Mobbing auf einen Wechsel des Vorgesetzten.

Ca. 20 % der Unternehmen befanden sich in wirtschaftlichen Schwierigkeiten oder anderen schwierigen Situationen.

In fast jedem 5. Betrieb wurden Neuerungen in Form von anderen technischen Systemen eingeführt.

In jeder 11. Firma wurde zuvor Gruppenarbeit bzw. Teamarbeit eingeführt.

In 24,4 % waren Stellenabbaumaßnahmen vor dem Mobbing bekanntgegeben worden.

6 Mobber leben gefährlich

Auch wenn Mobber-Täter leider noch viel zu oft un-geschoren davonkommen und weiterhin ihr Unwesen in den Firmen treiben ist es so, dass sie sich mit ihrem Tun in einem äußerst kritischen Spannungsfeld zwischen Erlaubtem und Verbotenem bewegen.

Mobbing kann eine Straftat sein.

Zusätzlich zu arbeitsrechtlichen Konsequenzen kann das illegale Verhalten von Mobbern von strafrechtlicher Relevanz sein oder in bestimmten Fällen Schadensersatzpflichten nach sich ziehen.
Eine Klage gegen den Mobber kann sowohl vom Arbeitgeber ausgehen als auch vom gemobbten Opfer selbst.

Der Arbeitgeber hat seine Fürsorgepflicht zu erfüllen und ist grundsätzlich, wie bereits angesprochen, verpflichtet Mobbingvorfällen zum Schutze seiner Mitarbeiter nachzugehen.

Allerdings muss man wissen, dass bei komplizierten Mobbingkonstellationen die Unternehmensleitung nicht unbedingt wünschenswert operieren kann. Wenn Arbeitskräfte etwa von Vorgesetzten gemobbt werden, wird der Firmenleitung unter bestimmten Bedingungen die Handlungsfreiheit geraubt.

Opfer, die eine Klage erwägen, sollten möglichst gute Beweise vorbringen können, dass es sich wirklich um Mobbing handelt. Hier genügt es nicht mündlich einzelne Vorgänge aufzuzeigen.

Fakten, schwarz auf weiß und eindeutig, sind gefragt. Erinnern sie sich, an meinen Tipp mit dem "Sammeln von Beweisen"?

Die letzte Entscheidung, was als Mobbing zu werten ist, trifft in einem Rechtsstreit immer der Richter.

Und auch Richter sind nur Menschen. Es ist eine wahre Glücksache an einen "Rechtssprecher" (beziehungsweise eine Richterin) zu geraten, deren wacher Verstand eindrucksvolle Lügenmärchen von der Wahrheit zu unterscheiden vermag.

Es ist tatsächlich so!

Man muss jedem Opfer wärmstens empfehlen, vor einer unbedachten übereilten Klage, gründliche Beratung einzuholen.

Eine besondere Problematik und ausgesprochen bedauerlicher Nachteil für Mobbingopfer liegt nämlich in der Beweislastregelung unseres Landes.

7 Appell

Arbeitnehmer wünschen sich seit langem mehr Sensibilität und Engagement für das Thema Mobbing. Besonders aus den Reihen der Unternehmer und deren Vertreter wird dieses Thema bis heute nur begrenzt erkannt und geahndet.

Nur wenn Arbeitgeber endlich entschlossen gegen den Pöbelhaufen vorgehen, wird sich "der Krebs der modernen Arbeitswelt" zurückdrängen lassen. Deshalb richtet sich der Appell aller Mitarbeiter, im Besonderen derer die Mobbing erleben mussten oder aktuell erleben an die Firmenführungen.

Bitte werdet tätig, wenn einer ihrer Mitarbeiter oder der Betriebsrat den Mobbing-Vorwurf erhebt.

Fehlzeiten, Fluktuation und geringe Leistungsfähigkeit verursachen hohe Kosten für die Unternehmen. Durch Mobbing ist nicht nur die Leistungsfähigkeit und Produktivität des Einzelnen gefährdet, sondern ganzer Abteilungen und Teams.

Grund genug für sie als Arbeitgeber, gegen Mobbing aktiv vorzugehen und den Opfern Hilfestellung zu gewährleisten.

Ein weiterer Grund dem MOB im Betrieb mehr Aufmerksamkeit zu schenken, wäre die Verhinderung eines Image-Schadens für das Unternehmen.

Noch einmal genannt sei die ohnehin bestehende Fürsorgepflicht der Unternehmen, die vorschreibt, dass das Persönlichkeitsrecht der Mitarbeiter zu schützen ist. Das besagt, dass das Unternehmen für einen menschengerechten Arbeitsplatz sorgen und die Persönlichkeit des Arbeitnehmers fördern muss.

Deshalb sollten Unternehmen nicht nur bestehendes Mobbing bekämpfen, sondern am besten auch vorbeugende Maßnahmen treffen.

Nachstehend einige Vorschläge zur Verbesserung des Arbeitsklimas und zur Umsatzsteigerung durch zufriedene Mitarbeiter:

> - Begegnen sie Mobbing mit klaren Regeln, mutigem Auftreten, eindeutigen Anweisungen und ziehen sie klare Grenzlinien
> - Nehmen sie Mobbing ernster und weichen sie nicht aus, greifen sie frühzeitig ein um aggressiven Entwicklungen vorzubeugen
> - Schulen sie Führungskräfte, Beschäftigte, Betriebs- und Personalräte zum Thema Mobbing
> - Sammeln sie Beweise, fertigen sie Gesprächsprotokolle, dokumentieren sie Vorkommnisse
> - Ernennen sie einen Mobbingbeauftragten und richten sie eine Schlichtungsstelle ein
> - Versuchen sie es mit Streitschlichtung durch Mediation
> - Bieten sie dem Mobbing-Opfer praktische Hilfe an, suchen sie das Gespräch mit dem in die Enge getriebenen Mitarbeiter, unternehmen sie Vermittlungsversuche, sprechen sie ggf. Abmahnungen gegenüber der Mobber aus
> - Spannen sie den Betriebsrat mit ein, der Betriebsrat ist verpflichtet gegen Mobbing vorzugehen
> - Informieren sie das Mobbing-Opfer über Hilfsangebote, z.B. von Krankenkassen und Berufsgenossenschaften

> Schließen sie eine freiwillige Betriebsverein-
barung ab um präventiv gegen Mobbing ge-
wappnet zu sein
> verfolgen sie Mobbing und Mobber konse-
quent und sanktionieren sie

~~~~~~

Mobbing ist ein seelisches Verbrechen auf Raten.
Mobbing ist eine Krankheit
der nur mit fristloser Entlassung beizukommen ist.

Franz Schmidberger, Deutscher Publizist

~~~~~~

**Liebe Firmeninhaber, Manager, Unternehmensfüh-
rer, bitte unterstützen sie die gemeinsame Vision für
eine mobbingfreie Arbeitswelt.**

Geschlossenheit im Vorgehen gegen Mobbing am
Arbeitsplatz geht uns alle an.

8 Dank

Das Beobachten von Menschen, ihre Art und Weise wie sie sind, wie sie sich in bestimmten Situationen verhalten, zu studieren, führte mich auf den interessantesten Weg für mein Leben.

Meine beruflichen Erfolge aus der Vergangenheit geben mir die Sicherheit das richtige zu tun. Den Mut, auszusprechen was ich als Wahrheit empfinde, schenkt mir meine Lebenserfahrung.

Mein aufrichtiger Dank gebührt denen, die mir während meiner beruflichen Laufbahn ihr wahres Gesicht offenbarten. Ungeschminkt und echt.

Denen, die sich mit mir abmühten um im Sinne des unternehmerischen Erfolgs zu handeln. Jenen, die sich gegen den Strudel des Gruppendrucks zur Wehr setzten. Denen, die sich für eine Verbesserung der Situation einsetzten. Und Jenen, die mich zur Hölle wünschten, weil es mich gab.

Ich lernte durch sie zu sehen, was für mich wichtig ist. Für mein Glück, für meine Zufriedenheit. Ich lernte auch, welche Stärken und Schwächen in mir wohnen.

Dank auch an alle Schattengestalten die ich traf.
Ihnen verdanke ich die aufschlussreichsten Zeiten meines beruflichen Wirkens. Sie waren es, die mich zur unermüdlichen Aufmerksamkeit erzogen. Sie ermutigten mich die Kunst des Fratzenlesens zu erlernen.

Ganz besonders danken will ich denen, die nie aufhörten an mich zu glauben.

Durch all diese wunderbaren Begegnungen wurde mir klar welche Richtung die meine ist.
Dazu gehört auch das Schreiben, meine Erfahrungen, meine Erlebnisse und meine Gedanken in die Welt zu schicken.

Ich freue mich, wenn ich mit meinen geschriebenen Worten andere zum Denken anregen kann oder manchem eine kleine Hilfestellung zum Thema bot.

Wenn Sie mögen, dann schreiben Sie mir ob und wie Ihnen mein Ratgeber eine Anregung war. Ich würde mich darüber freuen.

info@hm-lutz.de

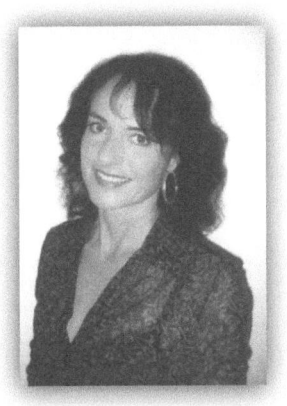

Die Autorin Hedwig Maria Lutz

MOBBING

ist der Rote Teppich für leise Treter.

Unbekannt

Weitere Bücher der Autorin:

Immobilienkauf ohne Reue
ISBN 9 783734 796333 (auch als E-Book)

Erfolgsformeln für den privaten Immobilienverkauf
- ohne Makler -
ISBN 9 783738 634730 (auch als E-Book)

STEUER Sache
ISBN 9 783735 761071 (auch als E-Book)

IMMO Coach
Das Praxis-Arbeitsheft
für Verkauf und Kauf von Immobilien
ISBN 9 783735 788931 (auch als E-Book)

GUT GEKAUFT
Erfolgreich zum Eigenheim
ISBN 9 783735 788443

So verkaufe ich meine Immobilie privat und
professionell
ISBN 9 783844 272710

[1] Heinz Leymann:Mobbing - Psychoterror am Arbeitsplatz und wie man sich dagegen wehren kann / Rowohlt, Hamburg 1993, ISBN 3-499-13351-2.

[2] Gesellschaft gegen psychosozialen Stress und Mobbing e.V.

[3] Wikipedia 2015: Bärbel Meschkutat, Martina Stackelbeck, Georg Langenhoff: Der Mobbing-Report-Repräsentativstudie für die Bundesrepublik Deutschland / 2002 / Wirtschaftsverlag NW, Dortmund 2002, ISBN 3-89701-822-5

[4] Wikipedia 2015: Bärbel Meschkutat, Martina Stackelbeck, Georg Langenhoff: Der Mobbing-Report-Repräsentativstudie für die Bundesrepublik Deutschland / 2002 / Wirtschaftsverlag NW, Dortmund 2002, ISBN 3-89701-822-5